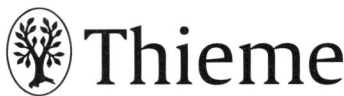

Weiterbildung Anästhesie

Ein Handbuch zur Vorbereitung
auf die Facharztprüfung

Axel R. Heller
Thea Koch

Georg Thieme Verlag
Stuttgart · New York

Bibliographische Information
Der Deutschen Bibliothek

Die Deutsche Bibliothek verzeichnet diese Publikation
in der Deutschen Nationalbibliographie;
detaillierte bibliographische Daten sind im Internet
über http://dnb.ddb.de abrufbar

Hinweis zum Buch

Das Weiterbildungshandbuch Anästhesie entstand unter Berücksichtigung der (Muster-)Richtlinien über den Inhalt der Weiterbildung im
Fach Anästhesiologie gemäß Beschluss des Vorstandes der Bundesärztekammer vom 30.04.2004 (MWBO) sowie den Empfehlungen
der gemeinsamen Kommission von BDA und DGAI „Weiter- und
Fortbildung" zu den Inhalten der Weiterbildung in der Anästhesiologie, zuletzt überarbeitet und erweitert in Anästh. Intensivmed. 46
(2005) 279–83.

Wichtiger Hinweis: Wie jede Wissenschaft ist die Medizin ständi-
gen Entwicklungen unterworfen. Forschung und klinische Erfahrung
erweitern unsere Erkenntnisse, insbesondere was Behandlung und
medikamentöse Therapie anbelangt. Soweit in diesem Werk eine
Dosierung oder eine Applikation erwähnt wird, darf der Leser zwar
darauf vertrauen, dass Autoren, Herausgeber und Verlag große Sorg-
falt darauf verwandt haben, dass diese Angabe **dem Wissensstand
bei Fertigstellung des Werkes** entspricht.

Für Angaben über Dosierungsanweisungen und Applikationsformen kann vom Verlag jedoch keine Gewähr übernommen wer-
den. **Jeder Benutzer ist angehalten**, durch sorgfältige Prüfung der
Beipackzettel der verwendeten Präparate und gegebenenfalls nach
Konsultation eines Spezialisten festzustellen, ob die dort gegebene
Empfehlung für Dosierungen oder die Beachtung von Kontraindikationen gegenüber der Angabe in diesem Buch abweicht. Eine solche
Prüfung ist besonders wichtig bei selten verwendeten Präparaten
oder solchen, die neu auf den Markt gebracht worden sind. **Jede
Dosierung oder Applikation erfolgt auf eigene Gefahr des Benut-
zers.** Autoren und Verlag appellieren an jeden Benutzer, ihm etwa
auffallende Ungenauigkeiten dem Verlag mitzuteilen.

© 2006 Georg Thieme Verlag KG
Rüdigerstraße 14
D-70469 Stuttgart
Telefon: +49 (711) 8931-0
Unsere Homepage: http://www.thieme.de

Printed in Germany

Comics: www.rippensreizer.com
Umschlaggestaltung: Thieme Verlagsgruppe
Umschlagfoto: ISIMED, Dresden
Satz: Hilger VerlagsService, Heidelberg
Druck: Appl · aprinta Druck GmbH, Wemding

ISBN 3-13-142541-5
ISBN 978-3-13-142541-6

1 2 3 4 5 6

Anschrift der Verfasser

Priv.-Doz. Dr. med. habil. Axel R. Heller, D.E.A.A.
Klinik und Poliklinik für Anästhesiologie
und Intensivtherapie
Universitätsklinikum Carl Gustav Carus
Fetscherstraße 74
01307 Dresden

Prof. Dr. med. Thea Koch
Klinik und Poliklinik für Anästhesiologie
und Intensivtherapie
Universitätsklinikum Carl Gustav Carus
Fetscherstraße 74
01307 Dresden

Geleitwort

„Es genügt nicht zu wissen; man muß anwenden"
J. W. Goethe

Wie wohl in jedem medizinischen Fachgebiet gibt es inzwischen auch in der Anästhesiologie mit ihren 4 Säulen – Anästhesie, Intensivmedizin, Rettungsmedizin und Schmerztherapie – ein völlig ausreichendes Angebot an Lehrbüchern in jeglichem qualitativen und quantitativen Format. Insofern wäre hier wohl kaum noch ein Bedarf auszumachen; die Anästhesiologie ist in der Ausbildung (Medizinstudium) damit sehr gut dargestellt.

Anders sieht es aus, wenn man das Fachgebiet unter dem Blickwinkel „Weiterbildung zum Facharzt" betrachtet. Wenngleich zwar einerseits eine bundeseinheitliche Regelung in Form der Musterweiterbildungsordnung existiert, so gibt diese andererseits nur die Ziele vor und weniger den Weg dorthin. Und in der Umsetzung durch die Landesärztekammern gibt es zusätzlich noch regionale Unterschiede. Wie nun im Einzelnen die fünfjährige Weiterbildungszeit ausgefüllt wird, das ist weitgehend den zur Weiterbildung befugten Einrichtungen bzw. deren Leitern überlassen. In erster Linie wird es sich bei diesen Einrichtungen um Universitätsklinika und Krankenhäuser handeln. Sie stehen damit vor der Notwendigkeit der inhaltlichen Ausgestaltung der Weiterbildungszeit unter Berücksichtigung der Vorgaben der Fachgesellschaft, aber auch und nicht zuletzt der Interessen der Patientenversorgung, der akademischen Lehre, diverser Arbeitszeitgesetze und der persönlichen Wünschen der Weiterzubildenden. Dies ist sicher keine leichte Aufgabe.

Unter der Leitung von Frau Prof. Koch hat nun das Ärzteteam der anästhesiologischen Universitätsklinik Dresden ein Handbuch erarbeitet, das den Weg zu einer strukturierten Weiterbildung in anschaulicher und beispielhafter Weise aufzeigt. Dieser Weg beginnt mit den ersten Schritten unter Anleitung eines Tutors und endet beim Übergang in die zeitlebens notwendige Fortbildung, die schließlich definitionsgemäß mit dem Erwerb des Facharztes beginnt.

Ich danke den Dresdnern für ihre Initiative, unterstützen sie damit doch wirkungsvoll die Bemühungen ihrer Fachgesellschaft, der Deutschen Gesellschaft für Anästhesiologie und Intensivmedizin (DGAI), um eine gleichermaßen wissenschaftlich fundierte und patientenorientierte Weiterbildung zum Facharzt für Anästhesiologie in Deutschland.

Prof. Dr. J. Radke
Präsident DGAI

Zum Gebrauch des Buches

Dieses Handbuch wurde an der Klinik für Anästhesiologie des Universitätsklinikums Dresden (UKD) entwickelt und bildet die am UKD existierende Struktur der Facharztweiterbildung ab. Mit diesem Curriculum wird der/die angehende Facharzt/Fachärztin für Anästhesiologie sowohl auf die nationale Facharztprüfung als auch auf die Diplomierung durch die Europäische Akademie für Anästhesiologie und Intensivmedizin (D.E.A.A.) vorbereitet. Unabhängig von der formalen Qualifikation ist es das Ziel, qualifizierte und selbstverantwortliche Ärztinnen und Ärzte im Fach Anästhesiologie hervorzubringen. Dieser detaillierte Lernzielkatalog dient dazu, die Fülle des Wissens im Fach Anästhesiologie Schritt für Schritt zu erlernen bzw. zu vermitteln. Damit strukturiert und vertieft er die im Weiterbildungsnachweis der DGAI definierten Weiterbildungsinhalte.

Idealerweise durchläuft ein Assistent/eine Assistentin die Weiterbildung kapitelweise, wie in diesem Buch beschrieben. Aus der Erfahrung heraus ist aber klar, dass Abweichungen von diesem roten Faden nicht vermeidbar sind.

Zu Beginn eines jeden Rotationskapitels wird kurz auf die jeweiligen Spezifika hingewiesen, woran sich die detaillierten theoretischen und praktischen Lerninhalte und Leseempfehlungen anschließen; ebenso Hinweise auf die Art der Prüfungen, die Meilensteine in Ihrer Weiterbildung sind. Verantwortliche für die jeweiligen Rotationen müssen benannt werden, damit Sie immer eine spezifische Kontaktperson für Ihre Fragen haben. In der Regel sind dies die entsprechenden Bereichsleiter. Insbesondere im ersten Jahr der Weiterbildung wird es als hilfreich empfunden, wenn dem Neuling ein erfahrener Tutor individuell zugeordnet wird, der in allen Fragen (nicht nur anästhesiologischer Art) zur Seite stehen kann.

Jede(r) von Ihnen wird dieses Weiterbildungshandbuch unterschiedlich gebrauchen. Die einen werden es als Checkliste nutzen, um abzusichern, dass tatsächlich alle Lerninhalte während der Rotation vermittelt wurden, andere werden es zur Gelegenheit nehmen, entsprechende Themen zu lesen und mit den zuständigen Bereichsleitern zu diskutieren. Einige von Ihnen werden das Material gar nicht ansehen, bis die nächste Prüfung unmittelbar bevorsteht und sich dann fragen, warum sie nicht schon früher mit dem Lernen angefangen haben.

Die vorliegende strukturierte Weiterbildungs- und Prüfungsordnung verhindert, dass genau diese Einsicht erst nach 5–6 Jahren der anästhesiologischen Weiterbildung unmittelbar vor der Facharztprüfung einsetzt. Durch das kontinuierliche Lernen steigern Sie beständig die Qualität Ihrer Arbeit, ordnen neue Erfahrungen besser ein, reduzieren die Komplikationsrate, haben mehr Freude an Ihrer täglichen Arbeit und steigern nebenbei auch Ihren persönlichen „Marktwert".

Die Hoffnung aller Ausbilder (und Patienten) ist es jedoch, dass jeder von Ihnen den Lernzielkatalog bereits vor jeder Rotation zur Hand genommen hat und sich das notwendige Wissen sukzessive durch Selbststudium und den Besuch der angebotenen Weiterbildungsveranstaltungen erwirbt. Nur so sichern Sie den optimalen Lernerfolg jeder einzelnen Rotation.

Die DGAI hat in einem einmaligen richtungsweisenden nationalen Projekt die Universitätskliniken mit komplexen METI-ECS®-Patientensimulatoren für die studentische Lehre ausgestattet, wobei die gleichzeitige Nutzung für die anästhesiologische Weiterbildung ausdrücklich erwünscht ist. Diese Chance sollte konsequent für die Weiterbildung genutzt werden, um sich insbesondere auf solche Situationen praktisch vorzubereiten, die im klinischen Alltag (glücklicherweise) selten auftreten.

Parallel zum Weiterbildungskonzept setzt das vorliegende Curriculum einen Vorschlag des DGAI-Arbeitskreises Anästhesie und Recht, der eine 8-stufige Zertifizierung vorsieht, in einen Anästhesieführerschein um.

Für die Versorgung aller Patienten im Operationssaal muss der sog. Facharztstandard gewährleistet sein. Hierunter ist derjenige Weiterbildungsstand zu verstehen, sowohl in theoretischer als auch in praktischer Hinsicht, der einem durchschnittlich ausgebildeten Facharzt abverlangt werden kann. Jede Tätigkeit, die beim Patienten ausgeführt wird, muss also diesem Standard entsprechen. Dabei wird es beim Arzt in Weiterbildung in der Regel so sein, dass er für bestimmte Tätigkeiten dem Facharztstandard genügt, für andere Tätigkeiten jedoch nicht. Es obliegt stets dem Diensteinteilenden, sich ein Bild von den theoretischen Kenntnissen und praktischen Fertigkeiten des einzusetzenden Nichtfacharztes zu machen, um das Maß der erforderlichen Überwachung abschätzen zu können.

Die DGAI-Empfehlung zum Weiterbildungsnachweis ebenso wie die Musterweiterbildungsordnung der Bundesärztekammer schreibt vor, individuelle Kenntnisse und Erfahrungen mindestens jährlich durch Zwischenzeugnisse zu bescheinigen, wobei dokumentierte Rotationsgespräche diesem Anspruch grundsätzlich genügen. Dies erfolgt im vorliegenden Curriculum einerseits durch detaillierte Prüfungen und Evaluationen und die Quittierung der Themendiskussion durch den Ausbilder im jeweiligen Rotationsplan, zusätzlich jedoch auch praxisrelevant zusammengefasst im Anästhesieführerschein. Damit kann der/die Arzt/Ärztin in Weiterbildung im Schadensfall den Vorwurf des Übernahmeverschuldens und der Diensteinteilende bzw. Chefarzt den Vorwurf des Organisationsverschuldens abwenden. Er begleitet die gesamte Weiterbildung zum/zur Facharzt/-ärztin für Anästhesiologie und dient als Grundlage für die Eingruppierung zum Bereitschaftsdienst.

Voraussetzungen – für die Einteilung zum
3. Dienst = Stufe 4
2. Dienst = Stufe 6
1. Dienst = Stufe 8

Dieses Rotationscurriculum definiert das Basiswissen und die Fähigkeiten, die von jedem einzelnen Weiterbildungsassistenten erwartet werden. Die Evaluationsbögen sowohl für die Ausbilder als auch für die Ärztinnen und Ärzte in Weiterbildung finden Sie im Anhang. Schätzen Sie sich und Ihre Arbeitsweise hiermit gelegentlich selbst ein und arbeiten Sie an ihren Fähigkeiten!

Die inhaltliche Qualität der Weiterbildung nach dem vorliegenden Programm lebt insbesondere auch von Ihrer Rückmeldung an die Programmgestalter in Ihrer Klinik und ihrem Engagement für ihre eigene Weiterbildung. Die Inhalte stellen eine Leitlinie dar, die jedoch an lokale Gegebenheiten und aktuelle Entwicklungen angepasst werden müssen.

Um eine gute Fachärztin/ein guter Facharzt für Anästhesiologie zu werden und zu bleiben müssen die in diesem Curriculum dargestellten Prinzipien nicht nur verstanden und angewendet werden, es müssen vielmehr die Fähigkeit und das Bedürfnis vorhanden sein, neues Wissen und neue Fähigkeiten während der gesamten beruflichen Tätigkeit als Arzt und Anästhesist zu erwerben.

Dresden, im März 2006   *PD Axel R. Heller D.E.A.A.,*
Prof. Thea Koch

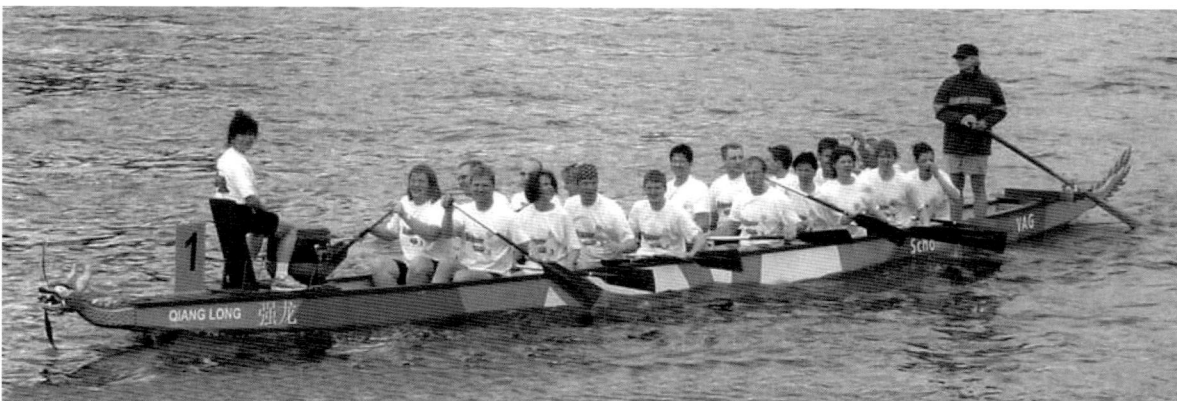

„Die Volatilen" – Drachenbootrennen 2004, Dresden

Inhaltsverzeichnis

Übersicht über Rotationsverantwortliche

	Name	Pieper	Telefon	Unterschrift
Weiterbildungs-Koordinator/-in				
Tutor				
Allgemeinchirurgie				
Ambulante Anästhesie				
Aufwachraum				
Augenklinik				
Außenbereiche				
Forschung				
Gynäkologie				
Hals Nasen Ohren				
Intensivtherapie				
Kardiochirurgie				
Kinderchirurgie				
MKG-Chirurgie				
Neurochirurgie				
Notfall/Simulation				
Orthopädie				
PM-Ambulanz				
Regionalanästhesie				
Schmerztherapie				
Thorax-/Gefäßchirurgie				
Unfallchirurgie				
Urologie				

„Die Anästhesiologie umfasst die Allgemein-, Regional- und Lokalanästhesie einschließlich deren Vor- und Nachbehandlung, die Aufrechterhaltung der vitalen Funktionen während operativer und diagnostischer Eingriffe sowie intensivmedizinische, notfallmedizinische und schmerztherapeutische Maßnahmen.“

Gebietsdefinition Anästhesie (M)WBO BÄK (2004)

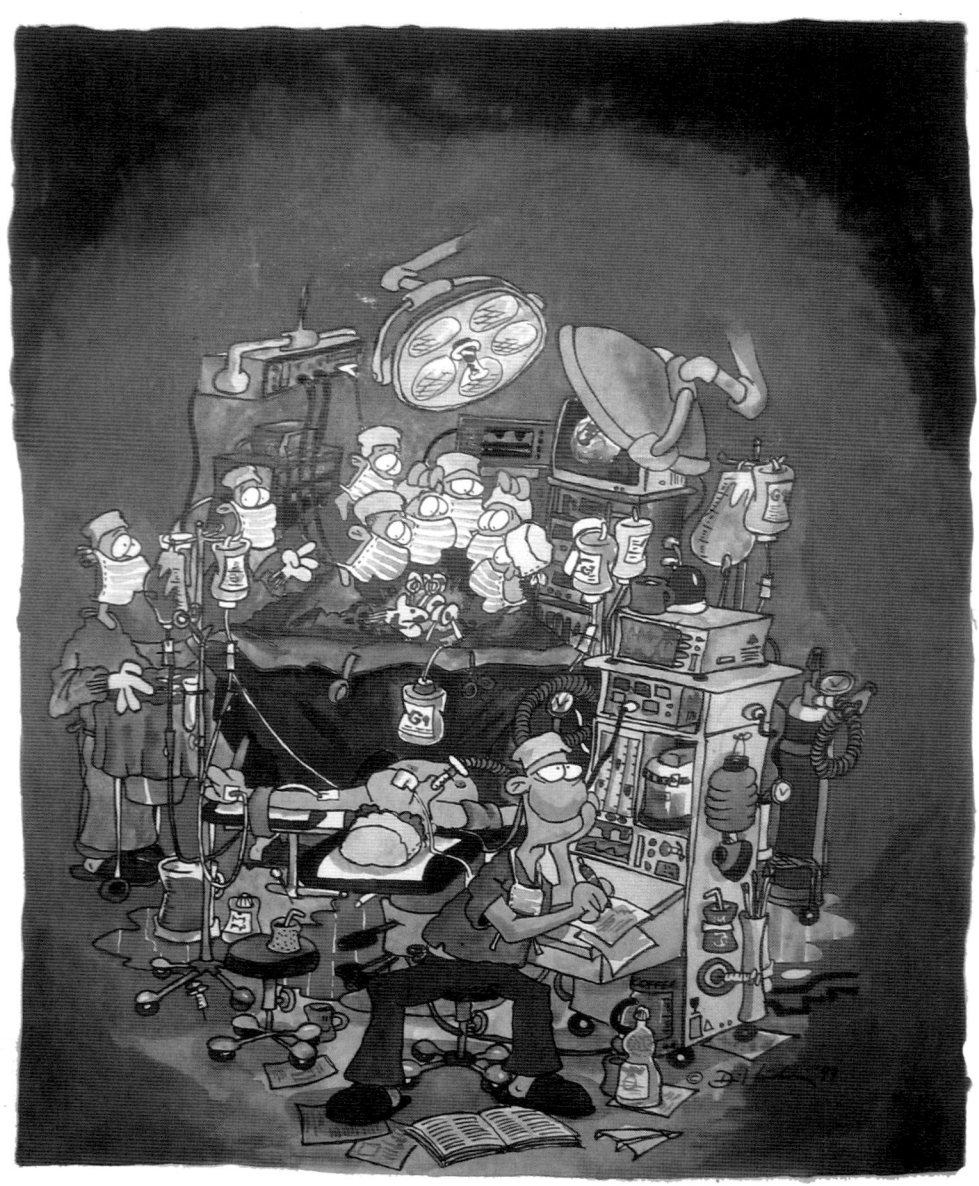

ANÄSTHESISTEN GEBEN GEBORGENHEIT

1 Erste Schritte in der Anästhesie unter direkter Supervision

■ Beschreibung

Diese Rotation erfolgt im ersten Monat Ihrer Tätigkeit in der Anästhesie. Sie ist so ausgelegt, Sie mit der anästhesiologischen Basisausrüstung und mit den Grundlagen des perioperativen Anästhesiemanagements vertraut zu machen. Während dieser Rotation sind Sie dem/der Facharzt/-ärztin zugeordnet, in dessen/deren Verantwortung Ihre Supervision und Einführung liegt und der/die für Sie im ersten Jahr der Weiterbildung die Funktion eines Tutors/-in übernimmt.

Gewöhnen Sie es sich an, am ersten Tag jeder Rotation Ihren Arbeitsplatz kennen zu lernen. Nicht nur im Operationssaal, sondern auch auf den Stationen, auf denen Sie arbeiten, müssen Sie wissen, wo der nächste Notfallkoffer und Defibrillator steht (Gleiches gilt für Feuerlöscher und Fluchtwege).

Rotationsleiter/-in:

- Bereichsleiter
- Fachärzte
- Tutor

■ Theoretische Lerninhalte

Nach Abschluss des einmonatigen Einführungskurses werden Sie in der Regel in der Lage sein:

		Datum	Unterschrift
1.1	die Stadien der Anästhesie zu beschreiben	01-06-22	
1.2	die Einzelkomponenten der Einleitung einer Allgemeinanästhesie zu beschreiben	21.02.22	
1.3	die einzelnen Schritte der Anlage von Spinal- und Epiduralanästhesie zu beschreiben	22-07-22	
1.4	pharmakologische Eigenschaften, Indikationen, Dosierungen und Nebenwirkungen der üblicherweise verwendeten Einleitungsmedikamente, Inhalationsanästhetika, Muskelrelaxanzien, Anxiolytika, Vasopressoren und Lokalanästhetika zu beschreiben	01-07-22	
1.5	die ausführlichen Differenzialdiagnosen und zielgerichtete Behandlung folgender anästhesierelevanter Symptome zu diskutieren:		
1.5a	Hypertension/Hypotension		
1.5b	Hypoxämie	01-05-22	
1.5c	Hyperkapnie		
1.5d	Hypothermie/Hyperthermie		
1.5e	hohe Beatmungsspitzendrücke		
1.5f	Bradykardie/Tachykardie		
1.5g	ST-Streckenveränderungen	01-02-22	
1.6	die Definition und Abschätzung folgender Größen zu beschreiben		
1.6a	abgeschätztes Blutvolumen	01-07-22	
1.6b	zulässiger Blutverlust, abgeschätzter Blutverlust	01-07-22	
1.7	Kriterien für eine sichere Extubation der Patienten zu diskutieren	21.02.22	

1.8   die Bedeutung einer forensisch tragfähigen Anästhesiedokumentation zu diskutieren

21.02.22

1.9   die Bedeutung einer exakten Anästhesiedokumentation im Bezug auf die Abbildung der anästhesiologischen (sekundär-) Dienstleistung in der betriebsinternen Verrechnung zu beschreiben (Personalbindungszeiten, Prozeduren).

01-03-22

▰▰ Praktische Fertigkeiten

Am Ende des ersten Monats werden Sie in der Regel in der Lage sein:

1.10   einen Patienten der ASA-Klassifikation I oder II, unter Berücksichtigung des individuellen Patienten und des ausgewählten Verfahrens, für eine Anästhesie vorzubereiten

21.02.22

1.11   differenziert die Prämedikationsbögen für operative Patienten auszufüllen

1.12   einen Anästhesiearbeitsplatz für ASA-I- und ASA-II-Patienten vorzubereiten

21.02.22

1.13   Narkosegeräte zu überprüfen, zum Betrieb vorzubereiten und sicher zu betreiben

21.02.22

1.14   periphere intravenöse Zugänge bei Patienten präoperativ anzulegen

01.02.22

1.15   alle nach DGAI-Richtlinien notwendigen nichtinvasiven Monitoringeinrichtungen inkl. Relaxometrie am Patienten im Narkoseeinleitungsraum und im Operationssaal anzubringen

01-04-22

1.16   eine Maskenbeatmung bei Patienten durchzuführen, bevor eine definitive Atemwegssicherung erfolgt

21.02.22

1.17   Endotrachealtuben und Larynxmasken zu platzieren und die korrekte Lage zu überprüfen (Definition der Kriterien) ?

01-07-22

1.18   eine angemessene Respiratoreinstellung für Patienten im Operationssaal einzustellen

21.02.22

1.19   Patienten sicher vom Operationssaal in den Aufwachraum zu bringen und eine angemessene Übergabe an den Aufwachraumarzt/die Schwester durchzuführen

21.02.22

1.20   Anästhesieverlaufsbögen für jeden Patienten korrekt auszufüllen.

21.02.22

▰▰ Evaluation

Sie werden nach der Rotation auf dem Evaluationsbogen der Klinik durch Ihren Tutor beurteilt und zeigen Ihren Kenntnisstand anhand einer Prüfungsnarkose. Diese Evaluation basiert auf o. g. Lernzielen.

Bitte evaluieren Sie diese Rotation und zumindest zwei Anästhesieausbilder, mit denen Sie während der Rotation zusammengearbeitet haben.

▰▰ Quellen: Diskussion der Lerninhalte mit dem Ausbilder

- Roewer N, Thiel H. Taschenatlas der Anästhesie. Stuttgart: Thieme; 2004.
- Schüttler J, Neglein J, Bremer F. Checkliste Anästhesie. Stuttgart: Thieme; 1999.
- Duke J. Anesthesia Secrets. Philadelphia: Hanley & Belfus; 1996.
- Roewer N, Thiel H. Anästhesie compact. Stuttgart: Thieme; 2001.
- Silbernagl S, Despopoulos A. Taschenatlas der Physiologie. Stuttgart: Thieme; 2003.

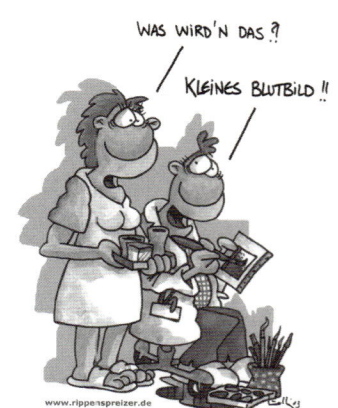

2 Basisrotation – HNO

▬▬ Beschreibung

In der mindestens dreimonatigen Rotation in der Hals-Nasen-Ohren-Klinik stehen neben dem Einsatz im OP-Trakt Lehrvisiten und Falldemonstrationen durch die Kollegen der HNO-Klinik auf dem Weiterbildungsplan. Ziel ist es, schon früh die Belange des jeweils anderen Fachbereichs kennen zu lernen, da beide im Operationssaal um den Platz am Kopfende des Patienten „konkurrieren".

Rotationsleiter/-in:

Name: _____

Pieper/Tel.: _____

▬▬ Theoretische Fähigkeiten

Nach Abschluss der Rotation sollen Sie in der Lage sein:

		Datum	Unterschrift
2.1	die Standorte der Notfallausrüstung in der HNO zu benennen		
2.2	die anatomischen Strukturen der Luftwege von der Nasenöffnung bis zur Trachea zu beschreiben		
2.3	die nervale Innervation des mittleren Pharynx, des supraglottitischen Bereichs, der Glottis und der Trachea zu beschreiben		
2.4	die anatomischen Strukturen des Kopfes und des Halses zu beschreiben		
2.5	schwierige Intubationen mithilfe prädiktiver Scores (z. B. Wilson) vorauszusagen und zu verifizieren (z. B. Cormack)		
2.6	klinische und radiologische Befunde von Tumoren des Halses und der Luftwege zu beurteilen		
2.7	Indikationen für diagnostische Laryngo- und Bronchoskopien zu nennen		
2.8	Gefahrenpunkte der Laserchirurgie in den Luftwegen zu beschreiben		
2.9	Indikationen für die elektive und die Notfalltracheotomie zu diskutieren		
2.10	das chirurgische Vorgehen einer Tracheostomaanlage zu beschreiben.		

▬▬ Praktische Fähigkeiten

Nach Abschluss der Rotation werden Sie in der Regel in der Lage sein:

2.11	eine ausführliche Untersuchung von Kopf und Hals durchzuführen		
2.12	unter Supervision eine Untersuchung mit nasopharyngealer Endoskopie durchzuführen		
2.13	die Stimmbandfunktion unter endoskopischer oder direkter Einstellung zu beurteilen		
2.14	im Critical Airway Training einen Luftweg am Simulator chirurgisch zu schaffen		
2.15	einen Tracheostomawechsel am frischen und alten Tracheostoma durchzuführen.		

Evaluation

Sie werden durch den Evaluationsbogen der Klinik beurteilt (Bereichsleiter) sowie zusätzlich durch einen Facharzt für Hals-Nasen-Ohrenheilkunde, mit dem Sie während dieser Rotation zusammengearbeitet haben. Die Evaluation wird auf Basis der o. g. Lernziele durchgeführt. Bitte evaluieren Sie diese Rotation und zumindest zwei Anästhesieausbilder, mit denen Sie während der Rotation zusammengearbeitet haben.

Quellen

Handbücher der Hals-Nasen-Ohrenheilkunde (verfügbar in der Bibliothek der HNO-Klinik), unter spezieller Berücksichtigung folgender Themen:

- Anästhesie und Management des schwierigen Atemwegs
- Laryxntrauma durch Intubation
- Endoskopische Evaluierung und Klassifikation
- Endoskopie des Tracheobronchialbaumes und des Ösophagus
- Chirurgische Anatomie von Kopf und Hals
- Obere Atemwegsanatomie und Funktion
- Luftwegsevaluierung und Bildgebung
- Tracheotomie und Intubation
- Kongenitale Anomalien des Larynx
- Erworbene Anomalien von Larynx und Trachea
- Fremdkörper in den Atemwegen
- Vorgehen bei Aspirationen
- Vorgehen bei einer Tracheotomie
- Akutes Larynxtrauma
- Schlafapnoesyndrom, Diagnose und Behandlung
- Krankheiten des Larynx bei Kleinkindern und Kindern

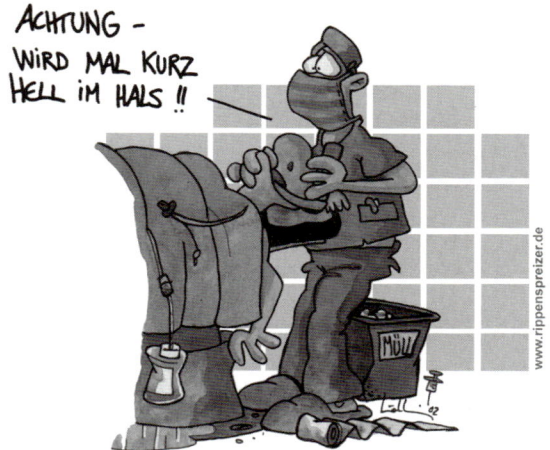

ACHTUNG – WIRD MAL KURZ HELL IM HALS !!

www.rippenspreizer.de

3 Basisrotation – Frauenheilkunde und Geburtshilfe

▬ Beschreibung

Sie durchlaufen nun eine dreimonatige Rotation in der Klinik für Frauenheilkunde und Geburtshilfe als Teil Ihrer klinischen Basisweiterbildung. Dabei sollen Sie erste Erfahrungen in der Anästhesie bei gynäkologischen und geburtshilflichen Patientinnen erwerben.

Rotationsleiter/-in:

Name: _____

Pieper/Tel.: _____

▬ Theoretische Fähigkeiten

Datum   Unterschrift

Nach Abschluss der Rotation sollten Sie in der Lage sein:

3.1 die Standorte der Notfallausrüstung zu benennen

3.2 die wesentlichen operativen und anästhesiologischen Vorgehensweisen bei unterschiedlichen Operationstechniken (HE, Wertheim, Mamma, laparoskopische Eingiffe, Follikelpunktion/IVF, Abrasio) zu beschreiben

3.3 die physiologischen Änderungen in der Schwangerschaft zu beschreiben

3.4 das Vorgehen bei nicht nüchteren Patienten zur Allgemeinanästhesie zu beschreiben

3.5 differente Vorgehensweisen bei Schwangeren und Stillenden zu diskutieren:

    3.5a sichere und unsichere Pharmaka

    3.5b Maskenbeatmung vs. Intubation, Grenzindikationen

3.6 die Stadien der Wehentätigkeit und der Geburt zu beschreiben

3.7 die Indikation für elektive, dringliche und Notfallsectiones zu beschreiben

3.8 Anästhesiezeiten, AVBs und relativgewichterhöhende Nebendiagnosen (PCCL) korrekt zu dokumentieren

3.9 unterschiedliche Modelle zur internen Verrechnung von Anästhesieleistungen zu diskutieren

3.10 ein postoperatives Management in der Gynäkologie/Geburtshilfe (Schmerztherapie) durchzuführen.

▬ Praktische Fähigkeiten

Nach Abschluss der Rotation sollten Sie in der Lage sein:

3.11 Patientinnen angemessen einfühlsam und ungezwungen aufzuklären

3.12 eine orientierende Untersuchung der Schwangeren/Kreißenden unter anästhesierelevanten Aspekten zielgerichtet (auch unter Zeitdruck) durchzuführen

3.13 die APGAR-Scores bei 10 Neugeborenen zu bestimmen

3.14 durch Teilnahme an >10 Sectiones das Anästhesiemanagement zu diskutieren.

Evaluation

Sie werden nach der Rotation auf dem Evaluationsbogen der Klinik durch Ihren Ausbilder und einen weiteren Facharzt, mit dem Sie während dieser Rotation gearbeitet haben, beurteilt. Die Evaluation basiert auf dem Wissenszuwachs, den Sie im Hinblick auf die o. g. Lernziele erworben haben. Bitte evaluieren Sie diese Rotation und zumindest zwei Anästhesieausbilder, mit denen Sie während der Rotation zusammengearbeitet haben.

Quellen

- Kochs E, Krier C, Buzello W, Schmucker P. Anästhesiologie. Stuttgart: Thieme; 2001.
- Datta S. Anesthetic and obstetric management of high-risk pregnancy. Berlin Heidelberg New York Tokyo: Springer; 2004.
- Van Zundert A, Ostheimer G. Pain relief & anesthesia in obstetrics. New York: Churchill Livingstone; 1996.
- Benumof JL, Day L. Anesthesia and uncommon diseases. Philadelphia: WB Saunders; 1997.
- Roewer N, Thiel H. Taschenatlas der Anästhesie. Stuttgart: Thieme; 2004.
- Duke J. Anesthesia secrets. Philadelphia: Hanley & Belfus; 1996.
- Heck M, Fresenius M. Repetitorium Anästhesie. Berlin Heidelberg New York Tokio: Springer; 2001.

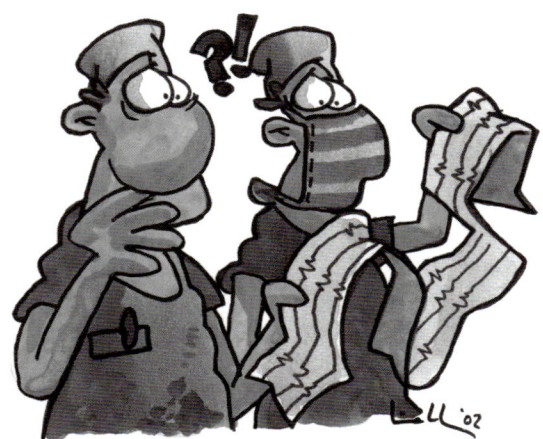

DOPPELBLINDSTUDIE

4 Basisrotation – Abdominalchirurgie

▪ Beschreibung

Sie werden im ersten Jahr Ihrer Weiterbildung drei Monate lang in einem abdominalchirurgischen Operationssaal eingesetzt. Diese Rotation kann entweder in der Allgemeinchirurgie oder in der Klinik für Urologie absolviert werden. Die Rotation soll Ihnen eine breite Einführung in die Spielarten der Anästhesiologie bei abdominalchirurgischen bzw. retroperitonealen Eingriffen bieten. Sie werden hier sowohl klinische als auch theoretische Fertigkeiten erwerben, die Ihre bereits vorhandenen Anästhesiekenntnisse weiter festigen und vertiefen.

Rotationsleiter/-in:

Name: S. Sander

Pieper/Tel.:

▪ Theoretische Fähigkeiten

Sie werden nach dieser Rotation in der Lage sein:

		Datum	Unterschrift
4.1	den Standort der Notfallausrüstung inkl. Dantrolene zu beschreiben	01-06-22	
4.2	ASA-I-, -II- oder -III-Patienten auf eine Operation vorzubereiten	01-07-22	
4.3	die Pathophysiologie von Leber und Stoffwechsel im Rahmen der Operation zu diskutieren		
4.4	eine individuelle patientenangepasste präoperative Pharmakotherapie anzuordnen	01-09-22	
4.5	die Standards des DGAI-Basismonitorings zu beschreiben		
4.6	die technischen Sicherheitseinrichtungen moderner Anästhesierespiratoren aufzuzählen und zu definieren		
4.7	die Einzelfunktionen und den Gebrauch der Komponenten von Anästhesierespiratoren zu beschreiben (z. B. Flowmeter, Vaporen und Gasquellen)	01-07-22	
4.8	die Komponenten eines Erwachsenennarkosekreissystems aufzuzählen und zu beschreiben		
4.9	die Bedeutung des Frischgasflusses und der FRC für die Zeitkonstante des Atemsystems zu diskutieren		
4.10	Anästhesieprotokolle aus den Augen des Gutachters anhand von 3 eigenen Narkoseprotokollen zu beschreiben und zu diskutieren	01-07-22	
4.11	die Basispharmakologie von Inhalationsanästhetika, Lokalanästhetika, Muskelrelaxanzien und intravenösen Pharmaka zu beschreiben		
4.12	Ursachen für Awareness zu diskutieren		
4.13	die Pharmakologie von üblicherweise verwendeten Vasopressoren, antimuskarinären Medikamenten, Muskelrelaxansantagonisten und Betablockern zu beschreiben		
4.14	die Besonderheiten einer Narkoseführung bei Knochenmarkspenden zu beschreiben		
4.15	die Risiken für den Anästhesisten im Operationssaal zu diskutieren		

4.16 die Arten und Mengen der Volumentherapie zu beschreiben, die bei einem ASA-I- oder -II-Patienten für einen peripheren Eingriff mit geringen Blutverlust indiziert sind

4.17 die Komplikationen aufzählen, die mit einer Bluttransfusion beim chirurgischen Patienten assoziiert sind.

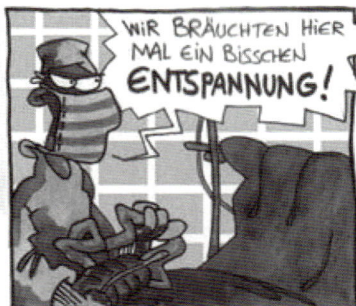 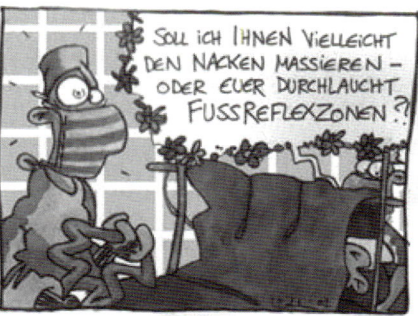

Praktische Fähigkeiten

Sie werden in die Lage versetzt:

4.18 die in Ihrem Bereich vorhandenen Anästhesierespiratoren und das dazugehörige Ausrüstungsmaterial zu überprüfen

4.19 ein zerlegtes Dräger-Sulla-System (Kreisteil, Anemometrie, APL- und Plättchenventile, Absorber) aufzubauen

4.20 Die Ausrüstung für eine Allgemein- oder Regionalanästhesie zusammenzustellen   01-08-22

4.21 ein Standardmonitoring für ASA-I- und -II-Patienten zusammenzustellen und adäquat auf Änderungen von ausgewählten Parametern zu reagieren sowie das Vorgehen zu diskutieren   01-06-22

4.22 präoperative Anästhesiegespräche und Untersuchungen durchzuführen   01-05-22

4.23 peripher-venöse Zugänge zu etablieren (Erfolgsrate mindestens 80 %)   01-03-22

4.24 die Aufrechterhaltung des Luftweges durch Einsatz eines oralen oder pharyngealen Hilfsmittels während der Maskennarkose (Guedel- oder Wendltubus) zu gewährleisten   01-03-22

4.25 eine Atemwegssicherung mithilfe einer Larynxmaske durchzuführen

4.26 den persönlichen Intubationserfolg auf mindestens 75 % zu steigern

4.27 physiologische Sauerstoff- und Kohlendioxidpartialdrücke durch Einstellung einer adäquaten kontrollierten Ventilation aufrechtzuerhalten

4.28 eine Allgemeinanästhesie für abdominelle Eingiffe unter Supervision eines Facharztes sowohl bei nüchternen als auch bei nicht nüchternen Patienten einzuleiten

4.29 eine operationsgerechte Lagerung in Kooperation mit dem operativen Fachkollegen durchzuführen (Diskussion kritischer Punkte, forensische Aspekte)

4.30 eine lumbale subarachnoidale Punktion zur Spinalanästhesie durchzuführen

4.31 Anästhesieprotokolle so vollständig und ordentlich auszufüllen, dass sie einer forensisch gutachterlichen Überprüfung standhalten (durch 5 Protokolle nachzuweisen)

4.32 eine effektive Kommunikation und Teamwork im Operationssaal mit den operativen Partnern, Funktionspersonal usw. zu beherrschen

4.33 das sichere Verbringen eines Patienten aus dem Operationssaal in den Aufwachraum/die Intensivstation mit angemessener Übergabe an das Aufwachraum-/Intensivstationspersonal durchzuführen

4.34 postoperative Visiten und Evaluationen durchzuführen

4.35 die Dokumentation zur Abrechnung von DRG-Zusatzentgelten z. B. für Blutprodukte, Faktorenkonzentrate, Chemotherapeutka etc. durchzuführen.

▄▄▄▄ Evaluation

Sie werden nach der Rotation auf dem Evaluationsbogen der Klinik durch Ihren Ausbilder und einen weiteren Facharzt, mit dem Sie während dieser Rotation gearbeitet haben, beurteilt. Die Evaluation basiert auf dem Wissenszuwachs, den Sie im Hinblick auf die o. g. Lernziele erworben haben. Bitte evaluieren Sie diese Rotation und zumindest zwei Anästhesieausbilder, mit denen Sie während der Rotation zusammengearbeitet haben.

▄▄▄▄ Quellen

- Kochs E, Krier C, Buzello W, Schmucker P. Anästhesiologie. Stuttgart: Thieme; 2001.
- Roewer N, Thiel H. Taschenatlas der Anästhesie. Stuttgart: Thieme; 2004.
- Duke J. Anesthesia secrets. Philadelphia: Hanley & Belfus; 1996.
- Largiader F, Saeger HD. Checkliste Chirurgie. Stuttgart: Thieme; 2001.
- Schumpelick V. Kurzlehrbuch Chirurgie. Stuttgart: Thieme; 2003.
- Roewer N, Thiel H. Anästhesie compact. Stuttgart: Thieme; 2001.
- Schüttler J, Biermann E. Der Narkosezwischenfall. Stuttgart: Thieme; 2003.
- Thiel H, Roewer N. Anästhesiologische Pharmakotherapie. Stuttgart: Thieme; 2003.
- Longnecker DE, Tinker JH. Principles of anesthesiology. Philadelphia: Mosby; 1998.
- Heck M, Fresenius M. Repetitorium Anästhesie. Berlin Heidelberg New York Tokio: Springer; 2001.

5 Basisrotation – Unfallchirurgie

■ Beschreibung

Die letzte Rotation der Basisweiterbildung im ersten Jahr durchlaufen Sie für drei Monate in der Traumatologie. Sie werden hier zunehmend mit der anästhesiologischen Betreuung von traumatologischen Patienten sowohl im elektiven als auch im Notfallprogramm befasst sein.

Rotationsleiter/-in:

Name: _____

Pieper/Tel.: _____

■ Theoretische Lernziele

Nach Beendigung dieser Rotation sollten Sie in der Lage sein:

Datum   Unterschrift

5.1   die Notfallausrüstung, inkl. Thoraxdrainageset, zu beschreiben

5.2   einen Spannungspneumothorax zu erkennen

5.3   Milz- und Leberverletzungen zu klassifizieren

5.4   diejenigen Knochenbrüche zu beschreiben, die häufig mit Gefäßverletzungen einhergehen

5.5   Schenkelhalsfrakturen und pertrochantären Frakturen zu klassifizieren, und Indikationen zur operativen Versorgung zu beschreiben

5.6   eine adäquate Volumentherapie und Pharmakotherapie bei Patienten mit kardiovaskulärer Instabilität anzuordnen

5.7   die Arten von Beckenfrakturen und deren adäquate operative Versorgung aufzuzählen

5.8   die Diagnose und Behandlung von Patienten mit retroperitonealer Blutung durchzuführen

5.9   Indikationen und Kontraindikationen für eine endotracheale Intubation im Rahmen von Mehrfachverletzungen und Polytrauma zu beschreiben

5.10   die Diagnose und das Management des Traumapatienten mit beginnender Sepsis durchzuführen

5.11   eine Peritonitis oder Kompartmentsyndrome bei Traumapatienten zu erkennen (Diskussion analgetischer Maßnahmen)

5.12   die Abläufe und Phasen des Schockraummanagements zu beschreiben

5.13   die Early Goal-Directed Therapy zu diskutieren

5.14   die Funktionsweise einer Thoraxsaugdrainage zu erklären

5.15   Grundzüge der Regionalanästhesie, neuraxiale Verfahren, Plexus- und periphere Nervenblockaden zu kennen

5.16   den Hintergrund sowie praktische Aspekte der Nervenstimulation bei peripheren Nervenblockaden zu beschreiben.

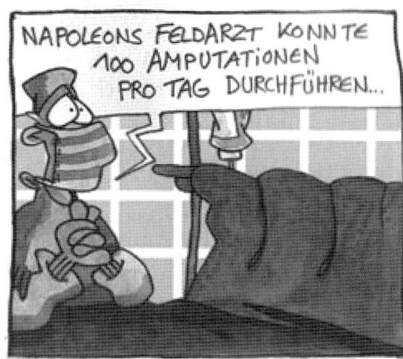
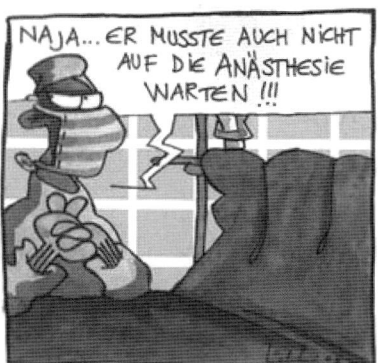

www.rippenspreizer.de

Praktische Fähigkeiten

Sie sollten nach Ablauf der Rotation in der Lage sein:

5.17   eine chirurgische Anamneseerhebung und körperliche Untersuchung, sowohl bei Trauma- als auch bei allgemeinchirurgischen Patienten durchzuführen

5.18   die diagnostischen und therapeutischen Prinzipien des Adult Trauma Life Support (ATLS) beim Traumapatienten umzusetzen

5.19   Thorax- und Beckeninstabilität zu erkennen

5.20   bei der Anlage von Thoraxdrainagen beim Traumapatienten mit Spannungs- oder Hämatothorax zu assistieren.

Evaluation

Sie werden nach der Rotation auf dem Evaluationsbogen der Klinik durch Ihren Ausbilder und einen weiteren Facharzt, mit dem Sie während dieser Rotation gearbeitet haben, beurteilt. Die Evaluation basiert auf dem Wissenszuwachs, den Sie im Hinblick auf die o. g. Lernziele erworben haben. Bitte evaluieren Sie diese Rotation und zumindest zwei Anästhesieausbilder, mit denen Sie während der Rotation zusammengearbeitet haben.

Quellen

Von Weiterbildungsassistenten wird erwartet, dass sie die in der Bibliothek der chirurgischen Klinik zur Verfügung gestellte chirurgische und anästhesiologische Literatur verwenden, um die spezifischen Patientenprozeduren und relevanten Informationen zusammenzutragen. In diesem Zusammenhang ist eine Konsultation der traumatologischen Kollegen erwünscht, um spezifische Literatur zu definieren.

- Mutschler W, Haas NP. Praxis der Unfallchirurgie. Stuttgart: Thieme; 2003.
- Ruedi TP, Murphy WM. AO-Prinzipien des Frakturmanagements. Stuttgart: Thieme; 2003.
- Madler C, Jauch KW, Werdan K. Das NAW-Buch. München Wien Baltimore: Urbane & Schwarzenberg; 2005.
- Rivers E, Nguyen B, Havstad S et al. Early goal-directed therapy in the treatment of severe sepsis and septic shock. N Engl J Med. 2001; 8: 1368–1377.
- Vorlesungsscripts: www.anaesthesie-dresden.de → Lehre → Scripten

6 Basisrotation – Akute Schmerztherapie

Beschreibung

Im zweiten Jahr rotieren Sie für drei Monate in den Akutschmerzdienst. Die Rotationsinhalte können aber auch als fachübergreifender Lernzielkatalog in die Weiterbildung eingebaut werden. Der Vorteil einer Rotation in die postoperative Schmerztherapie liegt darin, dass hier die breite Vielfalt postoperativer Schmerztherapiekonzepte konzentriert erlernt wird, die sich dem ausschließlich im Operationssaal tätigen Anästhesisten üblicherweise verschließt. Dabei werden Anatomie, Pharmakologie, Toxikologie, adäquate Patientenevaluation und Dokumentation Weiterbildungsgegenstand sein. Das Team erweitert sich in dieser Rotation für Sie um die Pain Nurse.

Rotationsleiter/-in:

Name: _____

Pieper/Tel.: _____

■ **Theoretische Fähigkeiten**

Datum   Unterschrift

Nach Abschluss der Rotation sollten Sie in der Lage sein:

6.1 die Bedeutung der Schmerztherapie innerhalb eines Fast-Track-Konzeptes zu erläutern

6.2 die Pharmakologie von Lokalanästhetika, deren Funktionsmechanismen sowie die Differenzierung zwischen unterschiedlichen Klassen von Lokalanästhetika und deren Wirkdauer zu beschreiben

6.3 die neuraxiale Anatomie, einschließlich der räumlichen Abhängigkeiten von knöchernen Strukturen sowie Bändern und Nerven, Bindegewebsräumen und deren Bedeutung in Abhängigkeit vom Anästhesieverfahren zu beschreiben

6.4 das Komplikationspotenzial der Thromboembolieprophylaxe im Zusammenhang mit Regionalanästhesieverfahren mit allen regulär verwendeten Substanzen und entsprechenden Karenzzeiten zu kennen

6.5 die Komplikation von neuraxialer Anästhesie und Analgesie sowie deren Therapie zu kennen

6.6 die absoluten und relativen Kontraindikationen für neuraxiale und andere Regionalanästhesietechniken zu kennen

6.7 die anatomisch/physiologischen Mechanismen von Schmerzweiterleitung und -verarbeitung zu beschreiben

6.8 die systemischen und spinalen Wirkmechanismen von Opioiden zu beschreiben

6.9 die Anatomie des Plexus brachialis auf allen Ebenen der Blockademöglichkeiten (interskalenär, supraklavikulär, infraklavikulär, axillär) zu diskutieren

6.10 die klinischen Zeichen und Symptome von Lokalanästhetikatoxizität und deren entsprechende Behandlung zu beschreiben

6.11 die maximale Dosierung für übliche Lokalanästhetika (mit und ohne Adrenalin) zu kennen und Lokalanästhetikamischungen zu diskutieren

6.12 die Hintergründe für die Verwendung von Adrenalin als Additivum bei der Regionalanästhesie zu beschreiben

6.13 Zusätze zum Lokalanästhetikum (Opiate, Clonidin, Ketamin etc.) bei Regionalanästhesieverfahren zu diskutieren

6.14 die Hintergründe für die Verwendung patientenkontrollierter Analgesie (PCIA, PCEA) zu beschreiben

6.15 die relativen Potenzen von Opiaten sowie deren Lipophilie zu kennen

6.16 die unterschiedlichen Applikationswege von Opiaten (transdermal, intravenös, enteral, intramuskulär, sublingual, intranasal etc.) zu kennen

6.17 die Dermatome (inkl. Landmarken) und relativen Myotome, die in allen Regionen des Körpers mit der Durchführung und der Evaluierung von Analgesietechniken in Zusammenhang stehen, zu beschreiben

6.18 die anatomischen Strukturen des Plexus lumbalis zu kennen

6.19 die anatomischen Unterschiede zwischen Erwachsenen und Kindern, bezogen auf das Rückenmark, zu kennen

6.20 die Vor- und Nachteile einer Katheterepiduralanalgesie (lumbal/thorakal) im Vergleich zu peripheren Nervenblockaden oder zur Allgemeinanästhesie bei unterschiedlichen Eingriffen zu diskutieren

6.21 die neurale Anatomie der Kniekehle und des Sprunggelenks zu beschreiben

6.22 die Bedeutung der Anaphylaxie im Rahmen der Lokalanästhetikaanwendung zu kennen

6.23 die Vorteile von kontinuierlicher Plexusanalgesie zu beschreiben

6.24 einen akuten Schmerzpatienten mit allen angemessenen Behandlungsoptionen präzise zu präsentieren

6.25 Rückschlüsse aus der Pharmakokinetik verschiedener Antikoagulanzien für die Entfernung rückenmarksnaher oder peripherer Analgesiekatheter zu ziehen

6.26 die Pathophysiologie der mit neuraxialer Analgesie vergesellschafteten Hypotension bei unterschiedlichen Altersgruppen und die Implikationen für eine Therapie zu kennen.

Praktische Fähigkeiten

Am Ende der Rotation werden Sie in der Regel in der Lage sein:

6.27 eine angemessene Patientenzuwendung im postoperativen Verlauf während spezieller Schmerztherapieverfahren umzusetzen

6.28 den routinierten indikationsgerechten Umgang mit Pharmaka und Dosierungsregimen bei unterschiedlichen zentralen und peripheren Regionalanästhesieverfahren zu kennen

6.29 eine konforme Dokumentation von Schmerztherapieleistungen, die einer MDK-Prüfung standhält, zu erstellen (SGB V)

6.30 mit PCEA- und PCIA-Pumpen umzugehen.

Evaluation

Sie werden in der Hälfte der Rotation durch Ihren Ausbilder orientierend überprüft, um Defizite bis zum Ende der Rotation ggf. aufarbeiten zu können. Nach der Rotation erfolgt eine erneute Bewertung auf dem Evaluationsbogen der Klinik durch

Ihren Ausbilder und einen weiteren Facharzt, mit dem Sie während dieser Rotation gearbeitet haben. Die Evaluation basiert auf dem Wissenszuwachs, den Sie im Hinblick auf die o. g. Lernziele erworben haben. Bitte evaluieren Sie diese Rotation und zumindest zwei Anästhesieausbilder, mit denen Sie während der Rotation zusammengearbeitet haben.

Die Übernahme in den 4. Dienst (Schmerzdienst), kann nach dieser Rotation erfolgen, wenn die im Anästhesieführerschein definierten Voraussetzungen ebenfalls erfüllt sind.

▬▬ Quellen

Sie haben Gelegenheit, mit dem Bereichsleiter der Schmerztherapie oder den Anästhesieoberärzten der Allgemeinchirurgie, Urologie, Orthopädie usw. aktuelle Probleme zu diskutieren. Im Rahmen des Vorlesungsplanes werden wesentliche Lehrinhalte präsentiert.

In regelmäßigen Abständen sollte in Kooperation mit einem Anatomischen Institut die Gelegenheit bestehen, das gesammelte Wissen an anatomischen Präparaten zu vertiefen. Die Dokumentation erfolgt im Abschnitt 38.

- Beck H, Martin E, Motsch J, Schulte am Esch J. Schmerztherapie. Stuttgart: Thieme; 2001.
- Koch T, Hübler M. Thorakale epidurale Anästhesie und Analgesie: Technik, Organisation, Ökonomie. München: Arcis; 2003.
- Huber H, Winter E. Checkliste Schmerztherapie. Stuttgart: Thieme; 2004.
- Büttner J, Meier G. Kontinuierliche periphere Techniken zur Regionalanästhesie und Schmerztherapie, Obere und untere Extremitäten. Bremen: Uni-Med; 1999.
- Niesel H-C, van Aken HK. Lokalanästhesie, Regionalanästhesie, Regionale Schmerztherapie. Stuttgart: Thieme; 2003.
- Meier G, Büttner J. Atlas der peripheren Regionalanästhesie. Stuttgart: Thieme; 2004.
- Gogarten W, van Aken H. Rückenmarksnahe Regionalanästhesien und Thromboembolieprophylaxe/antithrombotische Medikation. Anästhesiol Intensivmed. 2003; 44: 218–230.
- Büttner J, Bürkle H. Thromboembolieprophylaxe bei peripheren Blockadetechniken zur Regionalanästhesie (DGAI-Leitlinie). Anästhesiol Intensivmed 2005; 8: 319–322
- Kozek-Langenecker SA. Lokoregionalanästhesie und Blutgerinnung – Behandlung mit Thrombozytenfunktionshemmern. Anästhesist 2003; 52: 549–565
- Intenetseite: www.nerveblocks.de

7 Rotation – Ambulante Anästhesie (2. Weiterbildungsjahr)

■■■■ Beschreibung

Die dreimonatige Rotation in ambulanter Anästhesie während des 2. Weiterbildungsjahres ist darauf ausgelegt, Ihnen ein Verständnis für die Anästhesietechniken und Medikamente in der ambulanten Anästhesie zu vermitteln, die wachsende Bedeutung in unserem Fachgebiet hat. Auf der Basis des § 39 SGB V hat der Gesetzgeber zur Vermeidung nicht notwendiger vollstationärer Krankenhausbehandlung einen Katalog von operativen Leistungen definiert, die in der Regel ambulant erbracht werden müssen, mit dem Ziel einer wirtschaftlicheren Krankenversorgung in der BRD. Damit dient diese Rotation auch Ihrer Vorbereitung auf eine eventuelle Niederlassung.

Dieser Teil der Weiterbildung sollte im Zentral-OP-Bereich stattfinden, der einerseits selbständiges Arbeiten, andererseits aber auch eine Supervision ermöglicht.

Ziel ist es, die gesamte tagesklinische Anästhesie zu vermitteln, von den präoperativen Instruktionen für die Nacht vor dem Eingriff, der Ankunft des Patienten in der tageschirurgischen Klinik bis zur Entlassung. Die besonderen Anforderungen an die Anästhesieführung, die es ermöglichen, einen Patienten postoperativ zu entlassen, machen diese Rotation aus. Dabei ist der tagesklinische Patient fast mehr ein mündiges Mitglied des Teams als reiner „Kunde", da er und sein Lebenspartner selbst z. B. organisatorische Aufgaben übernehmen müssen, die im stationären Setting von Krankenschwestern übernommen werden. In diesem Zusammenhang sind die Patienteninstruktion und -aufklärung durch Sie sowie die postoperative Patientenevaluation ein wesentliches Weiterbildungsziel.

Rotationsleiter/-in:

Name: _____

Pieper/Tel.: _____

■■■■ Theoretische Fähigkeiten

Nach Abschluss der Rotation sollen Sie in der Lage sein:

	Datum	Unterschrift
7.1 die Notfallausrüstung der Tagesklinik zu kennen		
7.2 Techniken zu beschreiben, um ein effektives präoperatives Screening bei ambulanten Patienten durchzuführen		
7.3 spezielle Aufklärungspflichten bei ambulanten Anästhesien zu diskutieren		
7.4 die präoperativen Kriterien aufzuzählen, die ein ambulant zu operierender Patient erfüllen muss		
7.5 angemessene präoperative Laborwerte aus Kosten-Nutzen-Sicht für individuelle Patienten zu definieren		
7.6 Vor- und Nachteile der präoperativen Anxiolytikagabe zu beschreiben		
7.7 die Pharmakologie der idealen Pharmaka für eine ambulante chirurgische Versorgung zu definieren (Sedativa Analgetika, inhalative Anästhetika, Muskelrelaxanzien)		

7.8   die Wirkmechanismen und Pharmakokinetik der folgenden Medikamente zu beschreiben, die derzeit in der tageschirurgischen Praxis verwendet werden. Besonderer Schwerpunkt liegt auf der Beschreibung der Vorteile im tagesklinischen Screening:

    7.8a   Propofol

    7.8b   Midazolam

    7.8c   Sevofluran

    7.8d   Desfluran

    7.8e   Isofluran

    7.8f   Fentanyl

    7.8g   Alfentanil

    7.8h   Remifentanil

    7.8i   Succinylcholin

    7.8j   Rocuronium

    7.8k   Mivacuronium

    7.8l   Vecuronium

    7.8m   Atracurium/Cisatracurium

7.9   Vor- und Nachteile der folgenden Regionalanästhesietechniken in der tageschirurgischen Praxis gegeneinander abzuwägen und das günstigste Verfahren auszuwählen:

    7.9a   Spinalanästhesie

    7.9b   Epiduralanästhesie

    7.9c   Blockaden des Plexus brachialis (axillärer und interskalenärer Block)

    7.9d   intravenöse Regionalanästhesie (Bier-Block)

    7.9e   periphere Nervenblockaden

7.10   Monitored Anesthesia Care („Standby") und dessen Fallstricke zu definieren

7.11   die Vor- und Nachteile von mindestens 3 verschiedenen Analgosedierungskonzepten für operative oder diagnostische Eingriffe zu beschreiben

7.12   das Management der postoperativen Schmerztherapie mithilfe von oralen und intravenösen Pharmaka zu beherrschen

7.13   die Entlassungskriterien für sonst gesunde Patienten (DGAI-Standard) zu beschreiben und zu diskutieren

7.14   die abrechnungstechnischen Besonderheiten bei ambulanten Anästhesien aufzuzählen

7.15   die „Erforderlichkeit der stationären Krankenhausbehandlung (§ 39 SGB V) – Ausschlusskriterien für ambulante Operationen (§ 115b SGB V)" bei in der Regel ambulant zu erbringenden Leistungen zu definieren

7.16   das Managements typischer Komplikationen innerhalb der ersten 3 Tage nach ambulanter Chirurgie zu beschreiben.

Praktische Fähigkeiten

Am Ende der Rotation werden Sie in der Regel in der Lage sein:

7.17 eine komplette präoperative Anamnese und körperliche Untersuchung des ambulanten Patienten durchzuführen

7.18 ein Anästhesieverfahren auszuwählen und ambulant durchzuführen, das sowohl dem individuellen Patienten als auch dem Eingriff gerecht wird

7.19 eine SGB-V-konforme Zusatzdokumentation für ambulante Eingriffe durchzuführen, die einer MDK-Prüfung standhält

7.20 die o. g. Regionalanästhesietechniken durchzuführen.

Evaluation

Sie werden nach der Rotation auf dem Evaluationsbogen der Klinik durch Ihren Ausbilder und einen weiteren Facharzt, mit dem Sie während dieser Rotation gearbeitet haben, beurteilt. Die Evaluation basiert auf dem Wissenszuwachs, den Sie im Hinblick auf die o. g. Lernziele erworben haben. Bitte evaluieren Sie diese Rotation und zumindest zwei Anästhesieausbilder, mit denen Sie während der Rotation zusammengearbeitet haben.

Quellen

Es wird von Ihnen erwartet, dass Sie sich Wissensinhalte zum operativen Vorgehen bei entsprechenden Erkrankungen erarbeitet haben.

- Largiader F, Saeger HD. Checkliste Chirurgie. Stuttgart: Thieme; 2001.
- Schumpelick V. Kurzlehrbuch Chirurgie. Stuttgart: Thieme; 2003.
- Duke J. Anesthesia secrets. Philadelphia: Hanley & Belfus; 1996.
- Roewer N, Thiel H. Anästhesie compact. Stuttgart: Thieme; 2001.
- Thiel H, Roewer N. Anästhesiologische Pharmakotherapie. Stuttgart: Thieme; 2003.
- Longnecker DE, Tinker JH. Principles of anesthesiology. Philadelphia: Mosby; 1998.
- Kochs E, Krier C, Buzello W, Schmucker P. Anästhesiologie. Stuttgart: Thieme; 2001.
- Morgan GE, Mikhail MS, Murray MJ. Clinical Anesthesia. A Lange Medical Books. New York: McGraw-Hill; 2002.

8 Rotation – Aufwachraum (2. Weiterbildungsjahr)

Beschreibung

Im 2. Weiterbildungsjahr werden Sie für mindestens drei Monate im Aufwachraum eingesetzt werden. Während dieser Zeit erweitern Sie ihre Fähigkeiten im Hinblick auf das Management postoperativer Zwischenfälle. Diese Rotation dient gleichzeitig dazu, Patientenzuwendung, die im Allgemeinen in der Anästhesie zu kurz kommt, zu vermitteln. Diese Rotation stellt besondere Ansprüche an die Fähigkeit, die zeitliche Dynamik des postoperativen Verlaufs korrekt einzuschätzen, klinisches und apparatives Monitoring indikationsgerecht einzusetzen und daraus konsequent korrekte therapeutische Maßnahmen abzuleiten. Ebenso werden Sie lernen, zeitgleich auflaufende Probleme zu priorisieren und geordnet abzuarbeiten.

Name: _____

Pieper/Tel.: _____

Theoretische Fähigkeiten

Datum   Unterschrift

Am Ende der Rotation werden Sie:

8.1   den Standort der Notfallausrüstung (inkl. Dantrolene) kennen

8.2   die Verlegungskriterien aus dem Aufwachraum nach DGAI auf eine periphere Station sowie nach Hause diskutieren können

8.3   ungeplante Zuweisungen auf Intensivstationen nach Rücksprache mit dem zuständigen Bereichsleiter sowie dem leitenden Anästhesisten indizieren können

8.4   die Pathophysiologie, Diagnostik und Therapie der folgenden postoperativen Komplikationen und lebensbedrohlichen Zustände diskutieren können (vgl. ERC Guidelines).

    8.4a   akuter Myokardinfarkt

    8.4b   akute Herzinsuffizienz

    8.4c   Periarrest-Arrhythmien

        ■ Bradykardie

        ■ Breitkomplextachykardie

        ■ Vorhofflimmern

        ■ Schmalkomplextachykardie

    8.4d   Lungenembolie

    8.4e   Asthma bronchiale

Diskussion folgender Themen

8.5   Grundbegriffe und Definition von SIRS, MARS, CARS, CHAOS

8.6   Schockformen

       8.6a   hypovolämischer Schock

       8.6b   distributiver Schock

       8.6c   obstruktiver Schock

       8.6d   kardiogener Schock

8.7   potenziell reversible Ursachen eines Herz-Kreislauf-Stillstandes, 4 H + HITS (ERC)

8.8   akute Ateminsuffizienz

8.9   Überdosierung anästhesiologischer Medikamente (Opiate, Relaxanzien, Benzodiazepine)

8.10   Shivering

8.11   zentrales anticholinerges Syndrom

8.12   maligne Hyperthermie

8.13   Niederdruck-Lungenödem

8.14   postoperativ relevante Verschiebungen des Säure-Basen-Haushaltes

8.15   perioperative Gerinnungsstörungen (DIC, Hyperfibrinolyse, von-Willebrand-Syndrom, Plättchenfunktion)

8.16   Umsetzen der Grundzüge des effizienten OP-und Aufwachraummanagements

8.17   Indikation für postoperative Schmerztherapieverfahren PCIA/PCEA

8.18   Grundkenntnisse der elektrischen Sicherheit in Operationssälen

8.19   Grundlagen des Schadenslagenmanagements bei internen und externen Schadenslagen, Kenntnis der Inhalte des Havarieordners/Katastrophenschutzdokuments (Meldewege, Brandlagen, Bombendrohung, Evakuierung etc.),

8.20   Brandschutz im Operationsbereich

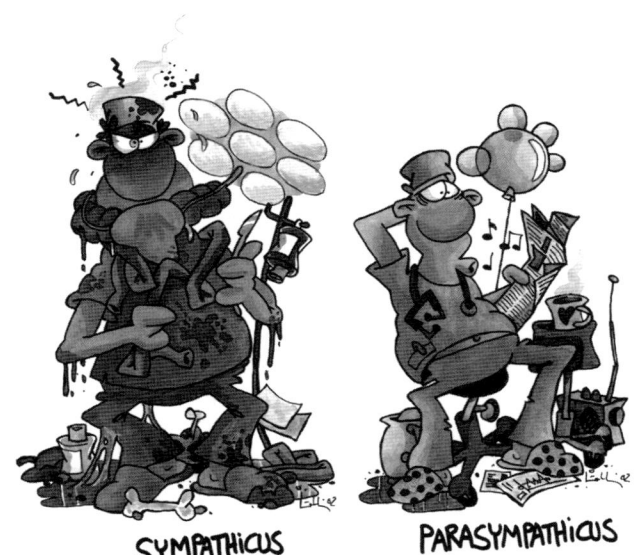

SYMPATHICUS   PARASYMPATHICUS

▬▬ Praktische Fähigkeiten

Am Ende der Rotation sollten Sie in der Lage sein:

8.21 ein 12-Kanal-EKG durchzuführen und zu interpretieren

8.22 eine elektrische Kardioversion und Defibrillation indikationsgerecht durch-zuführen

8.23 den hämorrhagischen Schock zu behandeln

8.24 die akute Ateminsuffizienz zu behandeln

8.25 zentrale Venenkatheter (ggf. in Lokalanästhesie) anzulegen

8.26 Routine im Umgang mit „Point of Care Monitoring" zu haben

    8.28a Blutgasanalytik

    8.28b ACT, Thrombelastografie

8.27 das parallele Management mehrerer Überwachungspatienten sowie die Disposition von Intensivkapazitäten in Koordination mit mehreren Bereichsleitern zu beherrschen

8.28 Entscheidungsroutine im Spannungsfeld zwischen Schmerz, Hypovolämie, Anämie, Postaggressionsstoffwechsel, tachykarder Herzrhythmusstörung, Hypoxämie und Gerinnungsstörungen zu erlangen.

▬▬ Evaluierung

Sie werden nach der Rotation auf dem Evaluationsbogen der Klinik durch Ihren Ausbilder und einen weiteren Facharzt, mit dem Sie während dieser Rotation gearbeitet haben, beurteilt. Die Evaluation basiert auf dem Wissenszuwachs, den Sie im Hinblick auf die o. g. Lernziele erworben haben. Bitte evaluieren Sie diese Rotation und zumindest zwei Anästhesieausbilder, mit denen Sie während der Rotation zusammengearbeitet haben.

▬▬ Quellen

Es wird von Ihnen erwartet, dass die in den Bibliotheken der Kliniken vorhandenen Ressourcen genutzt werden. Insbesondere wird erwartet, dass die von den Ausbildern zur Verfügung gestellten Artikel und Texte bearbeitet werden.

- Roewer N, Thiel H. Taschenatlas der Anästhesie. Stuttgart: Thieme; 2004.
- Stoelting RK, Dierdorf SF. Anesthesia and co-existing disease. New York: Churchill Livingstone; 2002.
- Duke J. Anesthesia secrets. Philadelphia: Hanley & Belfus; 1996.
- Schüttler J, Biermann E. Der Narkosezwischenfall. Stuttgart: Thieme; 2003.
- Kochs E, Krier C, Buzello W, Schmucker P. Anästhesiologie. Stuttgart: Thieme; 2001.
- Hempelmann G, Adams HA, Sefrin P. Notfallmedizin. Stuttgart: Thieme; 1999.
- Leuwer M, Schürmeier TH, Trappe HJ. Checkliste interdisziplinäre Intensivmedizin. Stuttgart: Thieme; 2004.
- Silbernagl S, Despopoulos A. Taschenatlas der Physiologie. Stuttgart: Thieme; 2003.
- Silbernagl S, Lang F. Taschenatlas der Pathophysiologie. Stuttgart: Thieme; 2005.
- Becker HF, Schönhofer B, Buchardi H. Nichtinvasive Beatmung. Stuttgart: Thieme; 2004.

- Gyr NE, Schoenberger RA, Haefeli WE. Internistische Notfälle. Stuttgart: Thieme; 2003.
- Mewis C, Riessen R, Spyridopoulos I. Kardiologie compact. Stuttgart: Thieme; 2003.
- Ziegenfuß T. Checkliste Notfallmedizin. Stuttgart: Thieme; 2004.
- Madler C, Jauch KW, Werdan K. Das NAW-Buch. München Wien Baltimore: Urban & Schwarzenberg; 2005.
- Strauss H, Schüttler J. Katastrophenmanagement im Krankenhaus. In: Bundesministerium des Inneren (Hrsg) Katastrophenmedizin-Leitfaden für die ärztliche Versorgung im Katastrophenfall. Berlin: BMI; 2003.
- Bittger J. Großunfälle und Katastrophen. Stuttgart: Schattauer; 1996.
- Rahmen-, Alarm- und Einsatzpläne (RAEP) lokal (z. B. www.lfks-rlp.de/ → Downloads)
- Hüls E, Oestern HJ. Die Katastrophe von Eschede. Berlin Heidelberg New York Tokio: Springer; 1999.
- ERC Guidelines for Basic and Advanced Cardiac life Support: www.erc.edu

9 Rotation – Orthopädie (2. Weiterbildungsjahr)

Rotationsleiter/-in:

Name: _____

Pieper/Tel.: _____

▰ Beschreibung

Diese mindestens dreimonatige orthopädische Rotation während des 2. Weiterbildungsjahres vermittelt Ihnen ein Grundverständnis der speziellen Anästhesieerfordernisse bei orthopädischen Eingriffen. Dabei wird ein besonderer Wert auf Regionalanästhesieverfahren gelegt.

▰ Theoretische Lernziele

Mit Beendigung dieser Rotation werden Sie in der Regel in der Lage sein:

Datum   Unterschrift

9.1 den Standort der Notfallausrüstung zu benennen

9.2 das anästhesiologische Vorgehen bei totalem Gelenksersatz an Hüft- und Kniegelenk zu beschreiben

9.3 das anästhesiologische Vorgehens bei Patienten mit Hüftgelenksfraktur zu beschreiben

9.4 das Gefahrenpotential und die Prophylaxe von tiefen Venenthrombosen zu beschreiben

9.5 die klinischen Aspekte einer Lungenembolie während der Anästhesie und in der postoperativen Phase zu beschreiben

9.6 das Fettemboliesyndrom zu beschreiben und zu definieren

9.7 Indikationen, Kontraindikationen und Techniken für die Induktion einer kontrollierten Hypotension zu beschreiben

9.8 fremdblutsparende Maßnahmen (Eigenblutkomponentenspende, Reinigung von Saugerblut, Transfusionsindikation bei Patienten während orthopädischer Eingriffe) zu beschreiben und zu diskutieren

9.9 die Nebenwirkungen von Methylmetaacrylat-Knochenzement sowie die vermutlichen Pathomechanismen und prophylaktischen sowie therapeutischen Therapieoptionen zu beschreiben

9.10 die Anästhesiebelange bei Skolioseoperationen einschließlich Lagerung unter Verwendung spezifischer Hilfsmittel und Beschreibung des anästhesiologischen Vorgehens aufzuzählen

9.11 das Vorgehen bei der operativen spinalen Instrumentierung zu beschreiben

9.12 das Monitoring der Rückenmarksfunktion während der Durchführung von Wirbelsäuleneingriffen, insbesondere die Verwendung von somatosensorischen evozierten Potentialen, motorisch evozierten Potentialen sowie den intraoperativen Aufwachversuch zu beschreiben

9.13 die anästhesiologischen Belange im Rahmen von rheumatoider Arthritis und ankylosierender Spondylitis (Morbus Bechterew) unter besonderer Berücksichtigung des Atemwegsmanagements zu beschreiben

9.14   die anästhesiologischen Probleme und das Vorgehen bei Patienten mit neuro-muskulären Erkrankungen kurz zu beschreiben

9.15   die Vor- und Nachteile von Regionalanästhesie versus Allgemeinanästhesie bei orthopädischen Patienten sowie die Nutzen-Risiko-Abwägung von Regionalanästhesieverfahren bei Patienten mit Gerinnungsstörungen zu diskutieren

9.16   das Management bei Patienten unter antikoagulativer Komedikation (NSAR, unfraktionierte Heparine, fraktionierte Heparine, Cumarine oder sonstige Thrombozytenaggregationshemmer) zu beschreiben

9.17   Indikationen, Kontraindikationen und Risiken bei der Durchführung von Spinalanästhesien (Single-Shot, Spinalkatheter), Epiduralanästhesien, Plexus brachialis (interskalenär, supraklavikulär, infraklavikulär, axillär), Femoralisblockade (Psoaskompartment, „3 in 1"), Ischiadikusblockade (glutealer und anteriorer Zugang, distale Ischiadikusblockade), Fußblock, i.v.-Block (Bier-Block) und Handgelenksblock zu beschreiben

9.18   die anatomischen Grundlagen und die Technik der Durchführung eines jeden Verfahrens zu beschreiben

9.19   die im Folgenden aufgezählten Typen der Patientenlagerung im Hinblick auf physiologische Veränderungen und damit zusammenhängende Risiken zu beschreiben: Rückenlage, Seitenlage, Bauchlage, Knie-Ellenbogen-Lage, sitzende Position

9.20   die physiologischen Veränderungen und Risiken, die mit der Verwendung von Blutsperren verbunden sind, zu beschreiben

9.21   die anästhesiologischen Belange im Rahmen einer orthopädischen Tumoroperation zu beschreiben.

▬▬▬ Praktische Lernziele

Nach Abschluss der Rotation sollen Sie in der Lage sein:

9.22   eine auf die orthopädischen Belange fokussierte Anamneseerhebung und körperliche Untersuchungen durchzuführen

9.23   einen an den individuellen Patientenstatus und das operative Vorgehen angepassten anästhesiologischen Plan zu erarbeiten

9.24   ein angemessenes nichtinvasives oder invasives Monitoring für orthopädische Operationen in Abhängigkeit vom Patientenzustand durchzuführen

9.25   periphere Regionalblockaden der oberen und unteren Extremität durchzuführen.

▬▬▬ Evaluation

Sie werden nach der Rotation auf dem Evaluationsbogen der Klinik durch Ihren Ausbilder und einen weiteren Facharzt, mit dem Sie während dieser Rotation gearbeitet haben, beurteilt. Die Evaluation basiert auf dem Wissenszuwachs, den Sie im Hinblick auf die o. g. Lernziele erworben haben. Bitte evaluieren Sie diese Rotation und zumindest zwei Anästhesieausbilder, mit denen Sie während der Rotation zusammengearbeitet haben.

Quellen

Nutzen Sie die in der Bibliothek vorhandenen Ressourcen. Insbesondere wird erwartet, dass Sie die von den Ausbildern zur Verfügung gestellten Artikel und Texte erarbeiten.

- Kochs E, Krier C, Buzello W, Schmucker P. Anästhesiologie. Stuttgart: Thieme; 2001.
- Duke J. Anesthesia secrets. Philadelphia: Hanley & Belfus; 1996.
- Longnecker DE, Tinker JH. Principles of anesthesiology. Philadelphia: Mosby; 1998.
- Heller AR, Litz RJ. Why do orthopedic patients have a higher incidence of serious complications after central neuraxial blockade? Anesthesiology 2005; 102:1286.

10 Rotationsübergreifende Wissensstandskontrolle nach 2 Jahren (allgemeiner Weiterbildungsteil)*

Beschreibung

Die aktuelle Musterweiterbildungsordnung (MWBO) der Bundesärztekammer schreibt jährliche Überprüfungen des Wissensstands vor, jedoch genügen dokumentierte, mindestens jährliche Rotationsevaluationen diesem Anspruch. Zur rotationsübergreifenden Einschätzung der Kolleginnen und Kollegen in Weiterbildung erweist sich eine größere Überprüfung im Zweijahresturnus als praktikabel. Gegenstand dieser Prüfung sind die Lehrinhalte der einzelnen Rotationen. Diese Gelegenheit kann gleichzeitig als Mitarbeiter-/innengespräch genutzt werden, aus dem ggf. Zielvereinbarungen hervorgehen. Das Ergebnis des Fachgesprächs wird schriftlich fixiert und mit Ihnen diskutiert. Ein wesentlicher Aspekt in diesem Weiterbildungsstadium ist die Einordnung Ihres bisherigen praktisch klinischen und theoretischen Vorankommens sowie Ihrer Entwicklung als Teammitglied und als Persönlichkeit. Hierzu werden auch die einzelnen Rotationsevaluationen herangezogen. Gegebenenfalls erfolgt eine Höhergruppierung im Anästhesieführerschein und/oder eine Empfehlung zum gezielten weiteren Selbststudium.

Die im Folgenden dargestellten Weiterbildungsinhalte, wie sie 1994 von der DGAI als Curriculum formuliert wurden, können als Gegenstandskatalog dienen.

Präambel

Das DGAI-Curriculum geht von der Prämisse aus, dass das theoretische und praktische Wissen, das in der Weiterbildungsordnung und den Richtlinien der Bundesärztekammer veröffentlicht wurde, ein Basiswissen für den Erwerb der Facharztbezeichnung darstellt. Deshalb enthält es ausschließlich eine Zusammenstellung des für das Erreichen dieses Ziels unabdingbaren und relevanten Wissens. Besondere spezielle Kenntnisse in einigen Schwerpunkten der anästhesiologischen Tätigkeit gehören nicht zum Inhalt dieses Curriculums.

Ziel der Weiterbildung

Während der fünfjährigen Weiterbildungszeit sollen eingehende Kenntnisse, Erfahrungen und Fertigkeiten in der Durchführung von Narkosen unter Berücksichtigung sämtlicher einschlägiger anästhesiologischer Verfahren bei Eingriffen in allen operativen Gebieten, in den Verfahren der Leitungsanästhesie, den Maßnahmen zur Herz-Lungen-Wiederbelebung und zur Schockbehandlung, der Dauerbeatmung mit Respiratoren sowie der Transfusions- und Infusionstherapie, der Einleitung weiterer diagnostischer und therapeutischer Maßnahmen und in den theoretischen und medizinischen Grundlagen des Gebietes erworben werden. Ferner beinhaltet die Weiterbildung in der Anästhesiologie und Intensivtherapie die Vermittlung und den Erwerb von Kenntnissen über Röntgendiagnostik der Thoraxorgane sowie über Vergiftungsbehandlung, die Tracheotomie bzw. Koniotomie und notfallmäßige Schrittmacheranwendung. Die Unterteilung des Stoffes in eingehende Kenntnisse,

*Anästh. Intensivmed. 1994; 35: 209–214

Wissenstandskontrolle
(Prüfer: Chef/Weiterbildungsleiter)

Datum: _____

☐ bestanden
☐ nicht bestanden

Prüfer 1

Name: _____

Unterschrift: _____

Prüfer 2

Name: _____

Unterschrift: _____

Prüfungsgegenstand:

_____

_____

_____

_____

_____

Wiederholungsprüfung

Datum: _____

☐ bestanden
☐ nicht bestanden

Unterschrift: _____

Erfahrungen und Fertigkeiten ergibt sich aus der Weiterbildungsordnung der zuständigen Landesärztekammer. Die Anzahl der zu erbringenden und nachzuweisenden Leistungen ist in den vom Vorstand der BÄK erlassenen Richtlinien enthalten. Die Weiterbildungsordnung in der Anästhesiologie enthält keine Richtlinien zur Systematik der Weiterbildung. Das Ziel des Curriculums ist es deshalb, die einzelnen Inhalte der Weiterbildung so einzuordnen und zu systematisieren, dass sie, beginnend mit dem ersten Jahr der Weiterbildung, eine schrittweise Steigerung des theoretischen und praktischen Wissens ermöglichen. In den ersten zwei Jahren der Weiterbildung sollen von dem/der in der Weiterbildung befindlichen Arzt/Ärztin die Grundlagen der Anästhesie erlernt werden. Sie sind in theoretisches und praktisches Wissen unterteilt.

1. Theoretisches Wissen

Die im Folgenden aufgeführten theoretischen Kenntnisse sind von dem Weiterbildungsbefugten zu vermitteln sowie durch ein systematisches Selbststudium der in der Weiterbildung Befindlichen zu erwerben. Schwerpunkte liegen dabei im anästhesierelevanten Grundlagenwissen.

1.1   Physiologie, Pathophysiologie, Pharmakologie, Physik

1.1.1   Anatomie und topographische Anatomie der Halsregion, der Wirbelsäule, der Lunge und des Herzens, der großen Venen und Arterien mit den Schwerpunkten intravasale Zugänge und Verfahren der Regionalanästhesie

1.1.2   Physiologie und Pathophysiologie des Herzens, der Lunge, der Niere und der Leber. Hierzu gehören insbesondere die Hämodynamik, die Physiologie und Pathophysiologie des Reizleitungssystems, einschließlich des EKG, Störungen der Lungenfunktion und des Gasaustausches, Erkrankungen des Filtrationsapparates der Niere und Störungen der Leberfunktion

1.1.3   Physiologie und Pathophysiologie des zentralen und des peripheren Nervensystems einschließlich der myoneuralen Endplatte, insbesondere der neuromuskulären Übertragung

1.1.4   Physiologie und Pathophysiologie des Wasser-, Elektrolyt- und Säure-Basen-Haushaltes

1.1.5   Physiologie und Pathophysiologie des Hormonhaushaltes

1.1.6   Physiologie und Pathophysiologie des Gerinnungs- und Blutgruppensystems

1.1.7   Physiologie und Pathophysiologie des Wärmehaushaltes und der Temperaturregulation bei Erwachsenen und Kindern

1.1.8   Theoretische Grundlagen der künstlichen Hypothermie

1.1.9   Physikalische Gesetze, Messmethoden und ihre Anwendung, soweit diese für die Durchführung und Überwachung einer Anästhesie, der Beatmung, der Defibrillation, Kardioversion, Anwendung des Elektrokauters oder einer Herzschrittmacherbehandlung relevant sind. Dazu zählen: Kenntnisse der Gasgesetze, der Diffusionsgesetze, Osmose, der statisch und dynamisch bedingten Drücke, des Blutflusses, des Gefäßwiderstandes, Temperatur, Konvektion, Strahlung, Prinzipien von Erwärmung und Befeuchtung von Gasen, der elektrischen Ströme und Energien sowie die damit in Zusammenhang stehenden Messmethoden und ihre Besonderheiten

1.1.10   Kenntnisse der Pharmakokinetik, der Pharmakodynamik und der Toxikologie, der intravenösen Anästhetika und Anästhesieadjuvanzien. Hierzu gehören insbesondere: Barbiturate, Opioide, Benzodiazepine, Etomidat, Propofol, Ketamin, Neuroleptika, Muskelrelaxanzien, Antagonisten (Naloxon, Nalbuphin, Pyridostigmin, Physostigmin, Flumazenil), Herzglykoside, Kortikoide, Bronchospasmolytika, Insulin, verschiedene Antihypertonika, Katecholamine, Betablocker, Antiarrhythmika, Cholinergika, Antiemetika und Kortikoide

1.1.11   Pharmakokinetik und Toxikologie der Lokalanästhetika

1.1.12   Aufnahme und Ausscheidung von Inhalationsanästhetika

1.1.13 Interaktionen zwischen Medikamenten, wie Aminoglykosiden, Antidepressiva (trizyklische Antidepressiva, MAO-Hemmer, Lithiumpräparate), Kalziumblockern und Knochenzement

1.1.14 Bedrohliche Nebenwirkungen von Medikamenten: maligne Hyperthermie, Porphyrie etc.

1.2 Medikolegale und wirtschaftliche Aspekte in der Anästhesie

1.2.1 Kenntnisse der Besonderheiten und Durchführung einer korrekten anästhesiologischen Aufklärung des Patienten (Aufklärung über typische Narkoserisiken, narkosebedingte Schäden, Bluttransfusion u. a.) sowie der Dokumentation

1.2.2 Kenntnisse anästhesierelevanter Gesetze bzw. Verordnungen, Entschließungen und Empfehlungen der DGAI und des BDA (Arzneimittelgesetz, Betäubungsmittelgesetz, MedGV bzw. MPG, Richtlinien zur Bluttransfusion, Vertragsrecht Arzt/Patient, Parallelnarkosen, Delegation von Aufgaben, Organisations- und Übernahmeverschulden u. a.)

1.2.3 Beurteilung der Kosten-Nutzen-Relation bei Verwendung von anästhesierelevanten Medikamenten

1.2.4 Kenntnisse der Risiken des Arzneimittelmissbrauchs einschließlich der Betäubungsmittel

1.2.5 Kenntnisse der gesetzlichen Auflagen bei der Arznei- und Betäubungsmittelverschreibung sowie Kenntnisse der Auflagen bei der Arzneimittelprüfung und die hierbei zu beachtenden ethischen Grundprinzipien (Ethikkommission)

1.2.6 Kenntnisse der Dokumentation von Befunden im ärztlichen Berichtswesen und der einschlägigen Bestimmungen der Sozialgesetzgebung (Reichsversicherungsordnung, Sozialgesetzbuch, Krankenkassenverträge, Rentenversicherung, Unfallversicherung, Mutterschutzgesetz, Jugend- und Arbeitsschutzgesetz) sowie der DGAI-Empfehlungen zur Qualitätssicherung

1.2.7 Kenntnisse des Datenschutzgesetzes und seine Anwendung in der Anästhesiologie und Intensivmedizin sowie der standes- und gesundheitspolitischen Vorgaben für die Qualitätssicherung in der Anästhesie, der Intensiv- und Notfallmedizin sowie der Schmerztherapie.

2. Praktische Kenntnisse und Fähigkeiten (1. und 2. Weiterbildungsjahr)

2.1 Gerätekunde und Narkosezubehör

Kenntnisse und Fähigkeiten sind durch die in der MedGV bzw. im MPG festgelegten Einweisungen zu erwerben

2.1.1 Funktionsprinzipien und Bedienung von Narkosegeräten und Narkosesystemen (offene, halboffene, geschlossene, halbgeschlossene)

2.1.2 Funktionsprinzipien und Bedienung von Monitoren

2.1.3 Funktionsprinzipien und Bedienung von Narkosegasverdampfern, Atemgasbefeuchtern, sowie verschiedener Infusionspumpen

2.1.4 Funktionsprinzipien und Bedienung von Defibrillatoren, Herzschrittmachern, Nervenstimulatoren

2.1.5 Funktionsprinzipien und Bedienung von EKG-Geräten und Geräten für die Lungenfunktionsprüfung

2.1.6 Funktionsprinzipien und Bedienung von Geräten zur Messung der Sauerstoffsättigung (Pulsoximetrie, der inspiratorischen O_2-Konzentration, der endexspiratorischen CO_2-Konzentration)

2.1.7 Funktionsprinzipien und Bedienung von Geräten zur nichtinvasiven und invasiven Messung des arteriellen und venösen Blutdruckes

2.1.8 Funktionsprinzipien und Bedienung von Geräten zur maschinellen Autotransfusion

2.1.9 Kenntnis des Intubationszubehörs (Tuben, einschließlich Doppellumentuben und Kehlkopfmaske, verschiedene Laryngoskope einschließlich fiberoptische Verfahren der Intubation)

2.1.10 Kenntnis von Anwendung des Zubehörs für die Durchführung der Lokalanästhesie, insbesondere verschiedener Nadeln und Katheter für die Durchführung der Spinal- oder Periduralanästhesie, einschließlich des Einsatzes der speziellen Nervenstimulatoren für periphere Nervenblockaden (Plexusanästhesie)

2.1.11 Kenntnisse über mögliche gerätebedingte Komplikationen.

2.2   Vorbereitung des Patienten auf Anästhesie und Operation

Bereits zu Beginn der Weiterbildung sollte der Arzt in der Lage sein, eine ausführliche präoperative Anamnese zu erheben, eine eingehende körperliche Untersuchung durchzuführen sowie eventuelle Diskrepanzen zwischen anamnestischen Angaben und von ihm erhobenen Befunden zu erkennen. Weiter sind Grundkenntnisse in der Interpretation von EKG, Röntgenaufnahme des Thorax und Laborwerten erforderlich. Darauf basierend soll der Arzt lernen:

2.2.1 die vorliegenden Befunde hinsichtlich ihrer Relevanz für die Durchführung der Anästhesie zu bewerten

2.2.2 neben der zur Operation führenden Erkrankung bestehende Begleiterkrankungen sowie anatomische Besonderheiten zu diagnostizieren und vor allem im Hinblick auf mögliche anästhesiologische Komplikationen zu bewerten (z. B. zu erwartende Intubationsschwierigkeiten bei Prognathie oder Morbus Bechterew, erhöhtes Aspirationsrisiko bei Magenausgangsstenose, Ösophagusdivertikel u. a.)

2.2.3 zu erkennen, ob und wann – im Hinblick auf die geplante Anästhesie – zusätzliche Informationen oder Untersuchungen notwendig sind

2.2.4 sich über alle präoperativ bestehenden Dauermedikationen zu informieren, sich bezüglich ihm nicht bekannter Medikamente kundig zu machen und die für die Anästhesie daraus resultierenden Konsequenzen abzuwägen

2.2.5 durch adäquate Therapievorschläge in der präoperativen Phase das Anästhesie- und Operationsrisiko zu minimieren. Dazu gehören z. B. die medikamentöse Therapie des Diabetes mellitus, der Hypertonie, der Herzinsuffizienz, der koronaren Herzerkrankung, der obstruktiven Ventilationsstörungen, der Niereninsuffizienz, die Therapie von Störungen des Wasser- und Elektrolythaushaltes sowie physiotherapeutische Maßnahmen

2.2.6 unter Berücksichtigung der o. g. Punkte eine Klassifizierung des Anästhesierisikos vorzunehmen sowie eine adäquate Prämedikation zu verordnen

2.2.7 psychosomatische Aspekte der Erkrankung zu erkennen und in das Konzept der durchzuführenden Anästhesie einzuordnen.

2.3   Anästhesieführung

2.3.1 Unter Berücksichtigung der präoperativ erhobenen Befunde soll der Arzt in der Lage sein, ein für den Patienten bestmögliches Anästhesieverfahren vorzuschlagen

2.3.2 Der Arzt muss einen Überblick über die gängigen Verfahren in der Allgemein- und Regionalanästhesie haben, die Kontraindikationen und Komplikationsmöglichkeiten kennen und eine fachgerechte Masken- bzw. Intubationsanästhesie unter Verwendung volatiler bzw. injektabler Anästhetika ggf. geeigneter Regionalanästhesieverfahren praktisch durchführen können. Hierzu zählen insbesondere Methoden der Anästhesieein- und -ausleitung bei Patienten mit erhöhtem Aspirationsrisiko bzw. vermuteten Intubationsschwierigkeiten

2.3.3 Erarbeitung und Durchführung einer angemessenen perioperativen Infusionstherapie einschließlich Bluttransfusion (hierzu gehören: Berücksichtigung einer Störung des Wasser- und Elektrolythaushaltes, isovolämische Hämodilution, Substitution von Gerinnungsfaktoren u. a.). Verordnung einer ggf. zusätzlich notwendigen medikamentösen Therapie und Überwachung, die sich aus Vorerkrankungen oder dem Verlauf der Anästhesie bzw. der Operation ergeben. Sorgfältige Dokumentation des Verlaufs und schriftlich fixierte Informationen für den weiterbehandelnden Bereich

2.3.4 Erarbeitung eines Konzepts für eine sinnvolle und sichere postoperative Analgesie

2.3.5 Im Rahmen einer postoperativen Visite das gesamte bisherige anästhesiologische Vorgehen unter Einbeziehung der subjektiven Beurteilung durch den Patienten abschließend bewerten, drohende oder bereits eingetretene Komplikationen erkennen, abschätzen, inwieweit diese Folge der vorangegangenen anästhesiologischen oder operativen Maßnahmen sind, und eine entsprechende Therapie einleiten bzw. den Operateur verständigen

2.3.6 Kenntnisse der Lagerungstechniken, sofern sie zur Beeinträchtigung der Vitalfunktionen des Patienten oder zu Lagerungsschäden führen können. Hierzu gehören auch Kenntnisse über die sachgerechte Anbringung von Elektroden bzw. Temperatursonden (EKG, Kauter u. a., hier: cave Verbrennungen).

2.4 Kardiopulmonale Reanimation und Schocktherapie

2.4.1 Beherrschung aller Methoden der kardiopulmonalen Reanimation bei Erwachsenen einschließlich Schrittmacherbehandlungen

2.4.2 Beherrschung aller wichtigen medikamentösen Behandlungsmethoden inkl. der Korrektur eines gestörten Säure-Basen-Haushaltes

2.4.3 Beherrschung und Berücksichtigung der speziellen Methoden der Reanimation bei Neugeborenen und Säuglingen

2.4.4 Beherrschung aller therapeutischen Maßnahmen bei den unterschiedlichen Schockformen

2.4.5 Beherrschung aller Maßnahmen zur Stabilisierung der respiratorischen Funktion

2.4.6 Abbruchkriterien bei Reanimation.

2.5 Venöse und arterielle Zugänge

2.5.1 Legen von peripheren venösen Zugängen einschließlich einer fachgerechten Fixierung der Kanülen

2.5.2 Legen eines arteriellen Zugangs mit vorheriger Prüfung der Durchblutung im Bereich der zu punktierenden Arterie und Kalibrierung der elektrischen Blutdruckmessung

2.5.3 Legen eines zentralvenösen Katheters über die Vena basilica und/oder Vena jugularis interna oder externa bzw. Vena subclavia. Erlernen der Seldinger-Technik sowohl bei arterieller als auch bei venöser Punktion

2.5.4 Katheterisierung der Pulmonalarterie.

2.6 Indikationen, Kontraindikationen, Komplikationen

2.6.1 Kenntnisse über Indikationen und Kontraindikationen aller Anästhesieverfahren sowie über mögliche Komplikationen, deren Vermeidung und Soforttherapie

2.6.2 Kenntnisse über die Vermeidung bzw. Therapie von Komplikationen bei Injektionen und Infusionen

2.6.3 Kenntnisse über die Verhütung von Aspirationen bzw. deren Behandlung

2.6.4 Kenntnisse über das Vorgehen bei Intubationsschwierigkeiten einschließlich einer Nottracheotomie, Koniotomie

2.6.5 Diagnose, Prävention und Therapie der malignen Hyperthermie

2.6.6 Kenntnisse der Besonderheiten bei der operativen Anwendung der Lasertechnik.

Die hier aufgezeichneten Inhalte der Weiterbildung sollen während der ersten zwei Jahre der Weiterbildung erworben werden. Der Erwerb dieser Kenntnisse soll den in der Weiterbildung befindlichen Arzt befähigen, die gängigen Methoden der Allgemein- und Regionalanästhesie und ihre Überwachung bei Patienten der ASA-Klassifikation I und II sowie bei Kindern über 2 Jahren bei Operationen insbesondere im Gebiet der Fächer Allgemeinchirurgie, Urologie, Traumatologie, Orthopädie, Augenheilkunde, Frauenheilkunde und Hals-Nasen-Ohrenheilkunde sicher anzuwenden.

Er soll in der Lage sein, mögliche anästhesiologische und operative Komplikationen richtig einzuschätzen und zu behandeln sowie eine angemessene Infusionstherapie und postoperative Schmerzbehandlung weitgehend selbständig durchzuführen. Die erworbenen Kenntnisse sollen es ihm ermöglichen, Komplikationen zu erkennen und den Patienten bis zum Eintreffen eines Facharztes zu stabilisieren.

11 Basisrotation – Intensivtherapie (2.–3. Weiterbildungsjahr)

Beschreibung

Der Erstkontakt mit der Intensivtherapie im 2. Weiterbildungsjahr hat den Hintergrund, schon früh eine Verzahnung der Anästhesie mit der Intensivtherapie zu schaffen. Auf dieser Grundlage besteht dann im zweiten Teil der anästhesiologischen Weiterbildung ein besseres Verständnis für intensivmedizinische Belange in der täglichen Routine. Diese mindestens dreimonatige Einführungsrotation besteht aus der Teilnahme am Schichtfrühdienst, bestehend aus Visiten und Weiterbildungsgesprächen, sowie Weiterbildung durch aktuelle Literatur.

Visiten am Krankenbett bieten Ihnen die ausführlichste Gelegenheit, intensivtherapeutische Prinzipien kennenzulernen. Während der Morgenvisite erhalten Sie einen Überblick über nächtliche Zugänge bzw. die Krankheits- und Therapieentwicklung der Patienten innerhalb der letzten 24 Stunden und haben hierbei Gelegenheit, stationsinterne Standards für die Versorgung spezifischer Krankheitszustände zu erlernen. Es wird von Ihnen erwartet, dass Sie die Ergebnisse der Visite und der körperlichen Untersuchung ihrer Patienten täglich schriftlich zusammenfassen und in das Patientendatenmanagementsystem übertragen.

Die Nachmittagsvisite konzentriert sich auf die Erfolgskontrolle der während der Morgenvisite definierten Aufgaben und auf die Neuaufnahmen des Tages. Gleichzeitig werden hier patientenspezifisch zu erwartende Probleme in der Nacht diskutiert.

Rotationsleiter/-in:

Name: _____

Pieper/Tel.: _____

Theoretische Fähigkeiten

Am Ende der mindestens dreimonatigen Rotation werden Sie in der Regel in der Lage sein:

		Datum	Unterschrift
11.1	intensivmedizinische Monitoringverfahren zu beschreiben		
11.2	die Pathophysiologie, Ätiologie und diagnostische Kriterien des akuten Lungenversagens (ALI/ARDS) zu diskutieren		
11.3	die Symptome einer Sepsis zu beschreiben		
11.4	die Pathophysiologie und Ätiologie aller Schockformen darzustellen		
11.5	Indikationen und Nebenwirkungen einer Analgosedierung und von Muskelrelaxanzien in der Intensivtherapie zu diskutieren		
11.6	Indikationen und Nebenwirkungen unterschiedlicher Katecholamine zu beschreiben		
11.7	den Bedarf an Ernährungskomponenten bei Intensivpatienten aufzuzählen		
11.8	angemessene Antibiotika für eine kalkulierte Antibiotikatherapie patienten- und erkrankungsspezifisch vorzuschlagen		
11.9	die Ätiologie und das therapeutische Vorgehen bei Volumen- und Elektrolytverschiebungen bei Intensivpatienten zu beschreiben		

11.10 Indikationen, Kontraindikationen, Nutzen und Risiken von invasiven Monitoringverfahren, wie arterieller Blutdruckmessung, zentralvenösen Kathetern und Pulmonaliskathetern, sowie Alternativen zu beschreiben

11.11 Indikationen, Kontraindikationen, Nutzen und Risiken einer flexiblen Bronchoskopie beim kritisch kranken Patienten zu beschreiben

11.12 Indikationen und die Parameter für verschiedene Modi mechanischer Beatmung zu beschreiben

11.13 Standard Operation Procedures (SOP) für die Intensivtherapie zu kennen.

Praktische Fähigkeiten

Nach Abschluss der Rotation sollen Sie in der Lage sein:

11.14 eine akkurate und das aktuelle Therapieziel fokussierte Anamneseerhebung und körperliche Untersuchung eines kritisch kranken Patienten durchzuführen

11.15 Unterschiedliche Beatmungsmodi bei mindestens 20 Patienten indikationsgerecht durchzuführen

11.16 Flüssigkeits- und Elektrolytsubstitution bei kritisch kranken Patienten anzuordnen

11.17 enterale und parenterale Ernährungsverfahren anzuordnen

11.18 einen Überblick über die indikationsgerechte Anwendung von Antibiotikatherapie zu haben

11.19 unterschiedliche Techniken der Hirndruckmessung und Hirndrucksenkung zu kennen

11.20 Techniken der Pleurapunktion und der Thoraxsaugdrainage zu kennen.

Evaluation

Sie werden nach der Rotation auf dem Evaluationsbogen der Klinik durch Ihren Ausbilder und einen weiteren Facharzt, mit dem Sie während dieser Rotation gearbeitet haben, beurteilt. Die Evaluation basiert auf dem Wissenszuwachs, den Sie im Hinblick auf die o. g. Lernziele erworben haben. Bitte evaluieren Sie diese Rotation und zumindest zwei Anästhesieausbilder, mit denen Sie während der Rotation zusammengearbeitet haben.

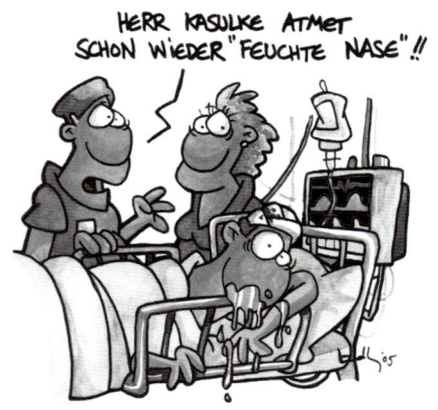

HERR KASULKE ATMET SCHON WIEDER "FEUCHTE NASE"!!

Quellen

Lehrvisiten, sind ein integraler Bestandteil der Weiterbildung auf der Intensivtherapiestation. Es wird erwartet, dass die Gelegenheit zur Diskussion mit den Ausbildern auf der Intensivtherapiestation ausgiebig genutzt wird und Pathomechanismen genauso wie Therapiestrategien ausgiebig diskutiert werden. Ebenso stellt die Teilnahme an Mortalitätskonferenzen im Institut für Pathologie oder im Institut für Rechtsmedizin eine wesentliche Quelle des Erkenntnisgewinns dar. Gerade in der Intensivtherapie ist aktuelles Wissen aus Zeitschriften eine essentielle Quelle. Daher wird erwartet, dass Sie aktuelle Entwicklungen in der Literatur verfolgen.

Journale:
- Current Opinion in Intensive Care Medicine
- Critical Care Medicine
- Intensive Care Medicine
- American Journal of Respiratory and Critical Care Medicine
- AINS
- Anästhesiologie und Intensivmedizin

Bücher:
- Van Aken H, Reinhardt K, Zimpfer M. Intensivmedizin. Stuttgart: Thieme; 2000.
- Abdulla W. Praxisbuch Interdisziplinäre Intensivmedizin. München: Urban & Fischer; 2001.
- Leuwer M, Schürmeier TH, Trappe HJ. Checkliste interdisziplinäre Intensivmedizin. Stuttgart: Thieme; 2004.
- Parrillo JE, Bone RC. Critical Care Medicine. Amsterdam: Elsevier; 1995.
- Harrison TR, Stone RM. Harrison's Principles of Internal Medicine, 2nd vol. New York: McGraw-Hill; 2004.
- Heck M, Fresenius M. Repetitorium Intensivmedizin. Berlin Heidelberg New York Tokio: Springer; 2001.
- Eckart J, Forst H, Buchardi H. Intensivmedizin. Landsberg: Ecomed; 2003.
- Becker HF, Schönhofer B, Buchardi H. Nicht-Invasive Beatmung. Stuttgart: Thieme; 2004.
- Gyr NE, Schoenberger RA, Haefeli WE. Internistische Notfälle. Stuttgart: Thieme; 2003.
- Marino PL. Das ICU-Buch. München: Urban & Fischer; 2002.
- Oczenski W, Andel H, Werba A. Atmen – Atemhilfen, Atemphysiologie und Beatmungstechnik. Stuttgart: Thieme; 2005.
- Pearsons PE. Critical care secrets. Philadelphia: Hanley & Belfus; 2002.
- Silbernagl S, Despopoulos A. Taschenatlas der Physiologie. Stuttgart: Thieme; 2003.
- Silbernagl S, Lang F. Taschenatlas der Pathophysiologie. Stuttgart: Thieme; 2005.
- ERC Guidelines for Basic and Advanced Cardiac life Support: www.erc.edu

Vorlesungsscripts:
- www.anaesthesie-dresden.de → Lehre → Scripten

12 Rotation – Regionalanästhesie (3. Weiterbildungsjahr)

(Fachübergreifender Lernzielkatalog)

▬ Beschreibung

Diese „Rotation" (3. Weiterbildungsjahr) ist mehr als Lernzielkatalog zu verstehen. Die unterschiedlichen Verfahren können in den Kliniken für Urologie, Orthopädie, Viszeral-, Thorax- und Gefäßchirurgie, Gynäkologie sowie Traumatologie erlernt werden.

Rotationsleiter/-in:

Name: _____

Pieper/Tel.: _____

▬ Theoretische Fähigkeiten

Datum _____ Unterschrift

Am Ende des 3. Weiterbildungsjahres werden Sie in der Lage sein:

12.1 Indikationen, Kontraindikationen, Nutzen und Risiko der verschiedenen Regionalanästhesieverfahren, die im Folgenden aufgeführt werden, zu beschreiben; der wesentliche Lerninhalt liegt hier ebenfalls in den neurophysiologisch/anatomischen Grundlagen der Nozizeption sowie Schmerzweiterleitung und -verarbeitung. Kenntnis spezifischer vasoregulativer Einflüsse, insbesondere der thorakalen Epiduralanästhesie unter besonderer Berücksichtigung von Nebenerkrankungen: KHK, COPD, Myasthenia gravis

12.2 das Komplikationspotenzial der Thromboembolieprophylaxe sowie therapeutischer Antikoagulation bei Regionalanästhesieverfahren (regulär verwendete Substanzen und entsprechenden Karenzzeiten) zu kennen

12.3 angemessene Regionalanästhesieverfahren für Fälle, die der Auszubildende während seiner Rotation betreut hat (3 Protokolle) zu beschreiben

12.4 die folgenden Regionalanästhesietechniken zu beschreiben:

12.4a Epiduralanalgesie (lumbal und thorakal)

12.4b Spinalanästhesie

12.4c Kaudalanästhesie

12.4d interskanlenäre Blockade

12.4e Plexus-cervicalis-Blockade

12.4f supraklavikuläre Blockade

12.4g infraklavikuläre Blockade

12.4h axilläre Blockade

12.4i selektive Nachblockade (verschiedene Nerven)

12.4j Psoaskompartmentblockade

12.4k mindestens 3 Formen der Nervus-ischiadicus-Blockade

12.4l Femoralisblockade (3-in-1-Block)

12.4m Fußblock

12.4n i.v.-Regionalanästhesie (Bier-Block)

12.5 Beschreibung der Pharmakologie, Nebenwirkungen, Toxizität, Indikationen und Kontraindikationen für die gängigen Lokalanästhetika (Maximaldosierung) _____ _____

■■■ Praktische Fähigkeiten

Am Ende des 3. Weiterbildungsjahres werden Sie in der Regel in der Lage sein:

12.6 die Untersuchung eines Patienten, der ein kontinuierliches epidurales Analgesieverfahren mit Lokalanästhetika oder Opioiden erhält, zu demonstrieren _____ _____

12.7 oberflächliche anatomische Landmarken für o. g. Regionalanästhesieverfahren zu demonstrieren _____ _____

12.8 die Fähigkeit, mit einem Nervenstimulator gezielt Nerven im Rahmen der Regionalanästhesie aufzusuchen, zu demonstrieren _____ _____

12.9 das sonografiegestützte Vorgehen bei unterschiedlichen Zugangswegen zu beschreiben _____ _____

12.10 die notwendige aseptische Arbeitstechnik vorzuführen _____ _____

12.11 insgesamt 40 Blockaden durchgeführt zu haben (Nachweis Narkoseprotokoll)

    12.11a Epiduralanalgesie (lumbal und thorakal) _____ _____

    12.11b Spinalanästhesie _____ _____

    12.11c Kaudalanästhesie _____ _____

    12.11d interskalenäre Blockade _____ _____

    12.11e Plexus-cervicalis-Blockade _____ _____

    12.11f supraklavikuläre Blockade _____ _____

    12.11g infraklavikuläre Blockade _____ _____

    12.11h axilläre Blockade _____ _____

    12.11i selektive Nachblockade (mitthumoral N. musculocutaneus und N. radialis) _____ _____

    12.11j Psoaskompartmentblockade _____ _____

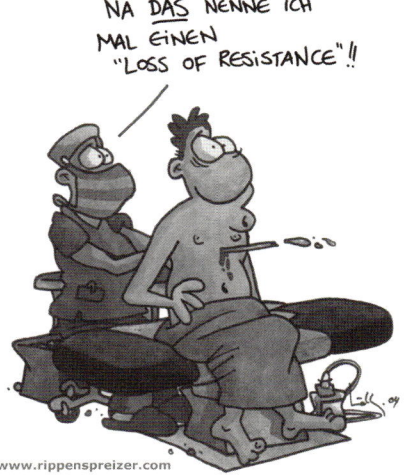

12.11k 3 Formen der N.-ischiadicus-Blockade

12.11l   Femoralisblockade (3-in-1-Block)

12.11m i.v.-Regionalanästhesie (Bier-Block)

12.12 eine angemessene Patientenzuwendung bei Anlage und während einer Regionalanästhesie umzusetzen.

Quellen

- Büttner J, Meier G. Kontinuierliche periphere Techniken zur Regionalanästhesie und Schmerztherapie: Obere und untere Extremitäten. Bremen: Uni-Med; 1999.
- Meier G, Büttner J. Atlas der peripheren Regionalanästhesie. Stuttgart: Thieme; 2004.
- Niesel H-C, van Aken HK. Lokalanästhesie, Regionalanästhesie, Regionale Schmerztherapie. Stuttgart: Thieme; 2001.
- Beck H, Martin E, Motsch J, Schulte am Esch J. Schmerztherapie. Stuttgart: Thieme; 2001.
- Koch T, Hübler M. Thorakale epidurale Anästhesie und Analgesie: Technik, Organisation, Ökonomie. München: Arcis; 2003.
- Huber H, Winter E. Checkliste Schmerztherapie. Stuttgart: Thieme; 2004.
- Gogarten W, van Aken H. Rückenmarksnahe Regionalanästhesien und Thromboembolieprophylaxe/antithrombotische Medikation. Anästhesiol Intensivmed 2003; 44: 218–230.
- Büttner J, Bürkle H. Thromboembolieprophylaxe bei peripheren Blockadetechniken zur Regionalanästhesie (DGAI-Leitlinie). Anästhesiol Intensivmed. 2005; 8: 319–322.
- Kozek-Langenecker SA. Lokoregionalanästhesie und Blutgerinnung – Behandlung mit Thrombozytenfunktionshemmern. Anästhesist 2003; 52: 549–565.
- Litz RJ, Bleyl JU, Frank M, Albrecht DM. Kombinierte Anästhesieverfahren. Anästhesist 1999; 48: 359–372.
- Heller AR. Betriebswirtschaftliche Auswirkungen der thorakalen Epiduralanästhesie bei urologischen Operationen. Anästhesist 2005; 54: 1176–1185.
- Heller AR, Litz RJ, Koch T. A fine balance-one-lung ventilation in a patient with Eisenmenger syndrome. Br J Anästh. 2004; 92: 587–590.
- Litz RJ, Vicent O, Wiessner D, Heller AR. Misplacement of a psoas compartment catheter in the subarachnoid space. Reg Anesth Pain Med. 2004; 29: 60–64.
- Hübler M, Litz RJ, von Kummer R, Albrecht DM. Intrathecal air following spinal anästhesia. Anästhesia. 2002; 57: 307–308.
- Müller M, Litz RJ, Hübler M, Albrecht DM. Grand mal convulsion and plasma concentrations after intravascular injection of ropivacaine for axillary brachial plexus blockade. Br J Anaesth. 2001; 87: 784–787.
- Litz RJ, Hübler M, Koch T, Albrecht DM. Spinal-epidural hematoma following epidural anesthesia in the presence of antiplatelet and heparin therapy. Anesthesiology. 2001; 95: 1031–1033.
- Müller M. Die Toxizität von Ropivacain ist dosis-, nicht konzentrationsabhängig. Anästhesist 2005; 54: 819–821.
- Hübler M, Litz RJ, Sengebusch KH et al. A comparison of five solutions of local anaesthetics and/or sufentanil for continuous, postoperative epidural analgesia after major urological surgery. Eur J Anästhesiol. 2001; 18: 450–457.
- Litz RJ. Pneumocephalus following spinal anesthesia. Anästhesist 2001; 50: 367–369.
- Hübler M, Litz RJ, Albrecht DM. Combination of balanced and regional anaesthesia for minimally invasive surgery in a patient with myasthenia gravis. Eur J Anaesthesiol. 2000; 1: 325–328.
- Internet-Seite http://www.nerveblocks.de

13 Rotation – PM-Ambulanz/Geriatrische Anästhesie (3. Weiterbildungsjahr)

■ Beschreibung

In dieser Rotation im 3. Weiterbildungsjahr werden Sie die Gelegenheit haben, schwerpunktmäßig Anästhesien bei geriatrischen Patienten durchzuführen. Die Anästhesieführung bei geriatrischen Patienten stellt besondere Ansprüche an Sie. Die Rotation bereitet Sie darauf vor, dass Sie im Laufe Ihres Lernfortschritts zunehmend mit der Anästhesie älterer Patienten mit Nebenerkrankungen betraut werden.

Rotationsleiter/-in:

Name: _____

Pieper/Tel.: _____

■ Theoretische Lerninhalte

Am Ende dieser Rotation wird von Ihnen erwartet, dass Sie:

		Datum	Unterschrift
13.1	die anatomischen und funktionellen Veränderungen durch das Altern beschreiben können unter Berücksichtigung von:		
13.1a	relativer Körpermassenzusammensetzung		
13.1b	Nervensystem		
13.1c	kardiovaskulärem System		
13.1d	pulmonalem System		
13.1e	Nierenfunktion		
13.1f	Leberfunktion		
13.1g	Blut- und Immunsystem		
13.2	alle prämedikationsrelevanten SOPs der Klinik (KHK, PONV etc.) kennen		
13.3	die Effekte des Alterns auf die Pharmakologie von Anästhetika und adjuvanten Medikamenten beschreiben können, insbesondere:		
13.3a	Thiopental		
13.3b	Etomidate		
13.3c	Propofol		
13.3d	Morphin		
13.3e	Fentanyl		
13.3f	Alfentanil		
13.3g	Benzodiazepine		
13.3h	Muskelrelaxanzien		
13.3i	volatile Anästhetika		
13.4	anästhesierelevante psychosoziale Aspekte, die mit dem Altern assoziiert sind, diskutieren können		
13.5	die relativen perioperativen Risiken, die mit Erkrankungen des älteren Menschen assoziiert sind, diskutieren können		

13.6   die rechtlichen Aspekte im Zusammenhang mit älteren Menschen kennen:

    13.6a   Patientenverfügung

    13.6b   Vorsorgevollmacht

    13.6c   Patiententestament

    13.6d   Betreuung.

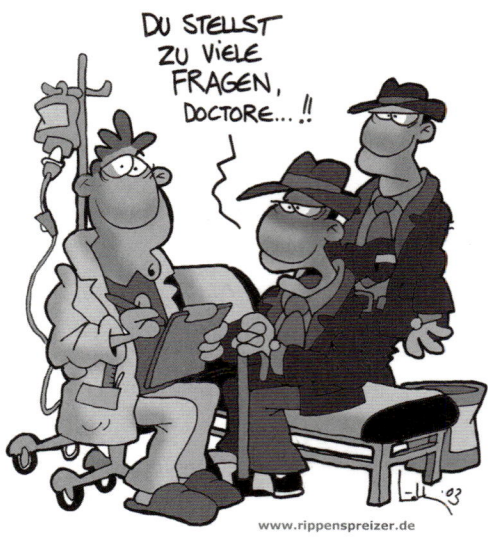

Praktische Fähigkeiten

Nach Abschluss der Rotation sollten Sie in der Lage sein:

13.7   ein angemessenes Airway-Management bei älteren Patienten durchzuführen

13.8   die angemessene Lagerung des älteren Patienten zu beherrschen

13.9   das Management von invasivem Monitoring am älteren Patienten durchzuführen

13.10   Sicherheit im Umgang mit behinderten älteren Patienten zu haben.

Evaluation

Sie werden nach der Rotation auf dem Evaluationsbogen der Klinik durch Ihren Ausbilder und einen weiteren Facharzt, mit dem Sie während dieser Rotation gearbeitet haben, beurteilt. Die Evaluation basiert auf dem Wissenszuwachs, den Sie im Hinblick auf die o. g. Lernziele erworben haben. Bitte evaluieren Sie diese Rotation und zumindest zwei Anästhesieausbilder, mit denen Sie während der Rotation zusammengearbeitet haben.

Quellen

- Miller R. Anesthesia, Anesthesia for the Elderly. New York: Churchill Livingstone; 2000.
- Stoelting RK, Dierdorf SF. Anesthesia and co-existing disease. New York: Churchill Livingstone; 2002.

14 Rotation – Anästhesie in der Urologie (3. Weiterbildungsjahr)

■ Beschreibung

Die sechsmonatige Rotation in die Klinik für Urologie soll Sie mit den dortigen Anästhesiepraktiken vertraut machen. In dieser Rotation werden Sie Patienten mit höherem ASA-Status betreuen, die sich Eingriffen an der Prostata, den Nieren und der Harnblase unterziehen.

Am Ende dieser Rotation werden Sie in der Regel in der Lage sein, für diese Patienten eine suffiziente, multimodale, perioperative anästhesiologische Versorgung durchzuführen.

Rotationsleiter/-in:

Name: _____

Pieper/Tel.: _____

■ Theoretische Lernziele

Es wird von Ihnen erwartet:

Datum   **Unterschrift**

14.1 Beschreibung der Pathophysiologie sowie der Symptomatik und der Therapieprinzipien des TUR-Syndroms

14.2 Erkennung einer Blasenperforation und entsprechendes anästhesiologisches Management

14.3 Erörterung spezieller Anästhesieprobleme bei langdauernden Eingriffen mit plötzlichen Blutverlusten (Zystektomie, radikale Prostatektomie)

14.4 Physiologie und Pathophysiologie der Spinal- und Epiduralanästhesie

14.5 Diskussion der Anästhesie bei Niereninsuffizienz

14.6 Erkennung und Behandlung eines Pneumothorax, insbesondere bei Operationen von Nierentumoren

14.7 Bedeutung von intraoperativer Stressreaktion bei KHK und protektive Strategien

14.8 Beschreibung der Auswirkungen extremer OP-Lagerungstechniken auf die Hämodynamik und den pulmonalen Gasaustausch sowie Diskussion der diesbezüglichen Wertigkeit von Messverfahren

14.9 Erläuterung der Anästhesieführung und des perioperativen Handlings im Rahmen von Nierentransplantationen

14.10 Erläuterung der medikolegalen Voraussetzungen sowie der Besonderheiten der Anästhesieführung und des perioperativen Handlings bei Multiorganentnahmen.

14.11 Erläuterung spezifischer Operationsabläufe bei Nephrektomie, Prostatektomie, Zystektomie, PNS, PNL, ESWL, URS, TUR-P, TUR-BT und anästhesiologischer Fallstricke

14.12 Management urologischer Notfälle (Hodentorsion, Blasentamponade, Fournier-Gangrän etc.).

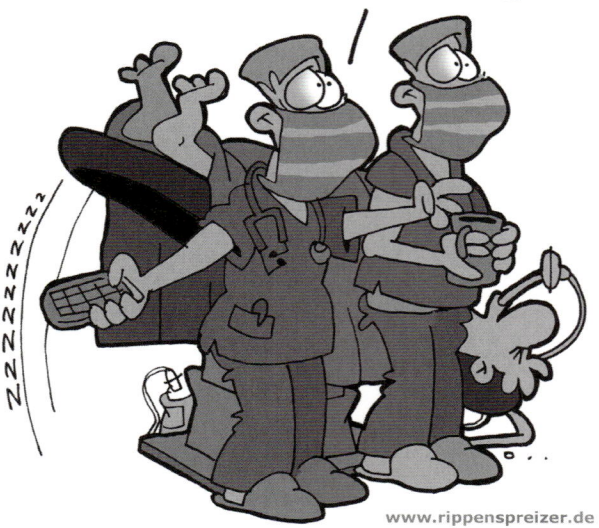

Praktische Lernziele

Am Ende der urologischen Rotation werden Sie:

14.13 mehr Sicherheit in allen gängigen Anästhesieverfahren gewonnen haben

14.14 Ihre Erfolgsraten bei invasiven Verfahren weiter steigern (arterielle, zentral-venöse Punktion, ggf. PAK)

14.15 die Anlage zentraler Venenkatheter beherrschen (ggf. in Lokalanästhesie)

14.16 Variationen neuraxialer Blockadetechniken kennenlernen:

    14.16a Zugang zum lumbalen Subarachnoidalraum nach Taylor

    14.16b paramedianer Zugang zum thorakalen Epiduralraum

    14.16c Kaudalanästhesie

14.17 praktische Erfahrungen mit unterschiedlichen Lagerungsverfahren beim be-atmeten Patienten (Lithotomie, Steinschnitt, Seitenlage, Bauchlage) gemacht haben

14.18 Grundzüge der differenzierten Volumen- und Katecholamintherapie kennen.

Evaluation

Sie werden nach der Rotation auf dem Evaluationsbogen der Klinik durch Ihren Ausbilder und einen weiteren Facharzt, mit dem Sie während dieser Rotation gearbeitet haben, beurteilt. Die Evaluation basiert auf dem Wissenszuwachs, den Sie im Hinblick auf die o. g. Lernziele erworben haben, sowie Ihre tägliche Arbeitsweise und Ihr klinisches Engagement. Bitte evaluieren Sie diese Rotation und zumindest zwei Anästhesieausbilder, mit denen Sie während der Rotation zusammengearbeitet haben.

◼ Quellen

- Heller AR.: Anästhesie in der Urologie. In: Schirmer U (Hrsg) Klinikalltag Anästhesie. Köln: Dt. Ärzteverlag; 2006.
- Stoelting RK, Dierdorf SF. Anesthesia and co-existing disease. New York: Churchill Livingstone; 2002.
- Schulte am Esch J. Anästhesie und Intensivmedizin. Duale Reihe. Stuttgart: Thieme; 2002.
- Heck M, Fresenius M. Repetitorium Anästhesie. Berlin Heidelberg New York Tokio: Springer; 2001.
- Longnecker DE, Tinker JH. Principles of anesthesiology. Philadelphia: Mosby; 1998.
- Heller AR, Litz RJ, Djonlagic I. Combined anesthesia with epidural catheter. A retrospective analysis of the perioperative course in patients undergoing radical prostatectomy. Anästhesist 2000; 49: 949–959.
- Litz RJ, Bleyl JU, Frank M, Albrecht DM. Kombinierte Anästhesieverfahren. Anästhesist 1999; 48: 359–372.

15 Rotation – Anästhesie in der Thorax- und Gefäßchirurgie (3.–4. Weiterbildungsjahr)

▬▬ Beschreibung

Das erfolgreiche anästhesiologische Management von gefäßchirurgischen Patienten verlangt ein solides Verständnis anästhesiologischer und physiologischer Prinzipien. Sie werden in dieser Rotation mit Theorie und Praxis komplexer anästhesiologischer Vorgehensweisen konfrontiert und erhalten Gelegenheit, weitere Erfahrungen mit invasiven Monitoringverfahren zu sammeln bzw. diese zu vertiefen. Die sechsmonatige Rotation in Thorax- und Gefäßchirurgie soll Sie mit Anästhesiepraktiken vertraut machen, die für thorax- und gefäßchirurgische Prozeduren erforderlich sind. In dieser Rotation werden Sie Patienten mit höherem ASA-Status betreuen, die sich Eingriffen an der Aorta abdominalis, A. carotis und größeren Extremitätengefäßen sowie Eingriffen an der Lunge und am Mediastinum unterziehen.

Vor Beginn der Rotation wird von Ihnen das Selbststudium folgender Themenkomplexe erwartet:

15.1 Physiologie des Herz-Kreislauf-Systems sowie der Lunge

15.2 Pharmakologie von Herz-Kreislauf- und lungenwirksamen Medikamenten

15.3 vorhandene Standing Operation Procedures (SOPs)

15.4 Beherrschung des ERC-Algorithmus für BLS/ALS.

Rotationsleiter/-in:

Name: _____

Pieper/Tel.: _____

▬▬ Theoretische Lernziele

Am Ende dieser Rotation werden Sie in der Regel in der Lage sein:

15.5 eine suffiziente, multimodale perioperative anästhesiologische Versorgung durchzuführen, inkl. komplexer internistischer Diagnostik und Therapie

15.6 ein umfassendes Fast-Track-Konzept zu definieren (frühe enterale Ernährung, Frühmobilisation, Schmerztherapie, Komplikationsvermeidung etc.)

15.7 die Effekte von Anästhetika und anderen Medikamenten auf die pulmonale Physiologie und Durchblutung zu überblicken

15.8 eine Anamneseerhebung und körperliche Untersuchung mit kardiovaskulärem Schwerpunkt durchzuführen, anästhesiologische Implikationen von koronarer Herzkrankheit oder Herzinsuffizienz zu beschreiben

15.9 Lungenfunktionstests, insbesondere im Hinblick auf Lobektomie und der Pneumonektomie, zu interpretieren

15.10 eine Anästhesiestrategie zu entwickeln, die auf den Patienteninformationen sowie auf den vorliegenden und darüber hinaus selbst eingeforderten Befunden basiert

15.11 die laufende Medikation und entsprechende Pharmakainteraktionen sowie indikationsgerechte Modifikationen zu diskutieren

15.12 kardiopulmonale apparative Untersuchungen (EKG, Echokardiographie, Dopplersonographie) zu interpretieren

Datum   Unterschrift

15.13 nichtinvasive und invasive Monitoringmaßnahmen, basierend auf dem physiologischen Status des Patienten, auszuwählen

15.14 die Bedeutung und die Untersuchung von anästhesierelevanten Nebenerkrankungen zu beschreiben (z. B. Herz-Kreislauf, Niere, Lungen, neurologisch und endokrin)

15.15 einen Anästhesieplan zu formulieren, der sowohl das präoperative und intraoperative als auch das postoperative Vorgehen im Sinne eines multimodalen perioperativen Konzepts beinhaltet, und diesen Plan mit dem Rotationsleiter zu diskutieren

15.16 die Risikofaktoren und die Pathophysiologie der Atherosklerose zu erklären

15.17 die operativen Risiken und anästhesiologischen Aspekte/Eingriffsmöglichkeiten bei abdominellen Aortenaneurysmen/aortobifemoralen Bypässen zu beschreiben

15.18 die Vor- und Nachteile von kombinierten Regional- und Allgemeinanästhesieverfahren im Rahmen der abdominellen Gefäßchirurgie zu diskutieren

15.19 anästhesierelevante Grunderkrankungen (Myasthenia gravis, Phäochromozytom, Muskeldystrophien, Porphyrien etc.) zu beschreiben sowie deren Auswirkungen auf das anästhesiologische Vorgehen

15.20 das Komplikationspotenzial der Thromboembolieprophylaxe sowie die therapeutische Antikoagulation bei Regionalanästhesieverfahren (regulär verwendete Substanzen und entsprechenden Karenzzeiten) zu diskutieren

15.21 fremdblutsparende Maßnahmen (isovolämische Hämodilution, Eigenblutspende, Cell Saver, hyperoxische Hämodilution) zu beschreiben

15.22 das Gerinnungsmonitoring, DIC, Heparingabe (plasmatische Gerinnung, ACT, Thrombelastografie, Resonanzthrombografie) zu diskutieren

15.23 ein Verständnis für die indikationsgerechte Verwendung von Blut und Blutprodukten zur Optimierung des Sauerstoffangebots und der Gerinnung unter erweitertem/komplexem Monitoring unter Berücksichtigung der Komorbidität zu gewinnen

15.24 Komplikationen der (Massiv-)Transfusion, inkl. TRALI, zu erkennen

15.25 physiologische, hämodynamische und metabolische Veränderungen, die mit dem Abklemmen sowie der Wiedereröffnung der abdominellen Aorta verbunden sind, aufzuzählen

15.26 die Mechanismen der Rückenmarksischämie, die im Rahmen von Aortenaneurysmaoperationen auftreten können, darzulegen

15.27 das komplexe hämodynamische Management zu beschreiben: Volumen, Vasopressoren, Inotropika, Monitoringoptionen (was wann?), sichere Indikationsstellung für PAK und Interpretation der Messwerte, Frank-Starling-Kurve, Arbeitsdiagramm des Herzens

15.28 die Physiologie des Sauerstofftransports zu beschreiben: sicheres Verständnis der Abhängigkeiten von DO_2, HZV, CaO_2, Hb, SaO_2, PO_2, VO_2, SvO_2, $AVdO_2$, ZVD, PCWP, SVR, PVR, gezielte Eingriffsmöglichkeiten und Grenzen von PAK und PICCO

15.29 den pulmonalem Totraum und Shunt zu definieren und zu berechnen

15.30 das Alveolargas (Alveolargasgleichung), RQ, zu definieren und zu berechnen

15.31 die Indikationen und Nebenwirkungen sowie die Pharmakokinetik und Pharmakodynamik von Vasopressoren und -dilatoren zu beschreiben (z. B. Noradrenalin, Dobutamin, Dopamin, Adrenalin, Betablockade, Nitroglyzerin, Nitroprussidnatrium etc.)

15.32 die Pharmakokinetik und -dynamik sowie die Nebeneffekte von Diuretika und deren Bedeutung für die Nierenprotektion zu erklären

15.33 die chirurgischen Indikationen und Kontraindikationen für die Endarterektomie der Arteria carotis zu erklären sowie postoperative Komplikationen und deren Management zu diskutieren

15.34 die neurologischen Monitoringverfahren im Zusammenhang mit der Karotis-TEA vergleichend zu diskutieren (EEG, SSEP, TCD etc.)

15.35 den Grund für die Verschiebung einer elektiven Operation (um wie lange?) nach TIA/Stroke zu erklären

15.36 die Landmarken, Indikationen, Kontraindikationen, Limitationen und Komplikationen von Regionalanästhesieverfahren zu beschreiben, die geeignet sind, um eine Anästhesie für Karotis-TEA herbeizuführen

15.37 die Vor- und Nachteile einer Regionalanästhesie gegenüber einer Allgemeinanästhesie für eine Karotis-TEA zu definieren

15.38 das intraoperative Management und spezielle Erwägungen für den Patienten mit Karotis-TEA zu beschreiben

15.39 die operativen Schritte für wesentliche Eingriffe und deren Implikation für anästhesiologische Maßnahmen zu kennen

15.40 die speziellen Gegebenheiten nach Herz- und/oder Lungentransplantation sowie häufig auftretende Vitien zu kennen

15.41 die Funktionsweise und anästhesiologische Implikation von Herzschrittmachern zu beschreiben

15.42 die Möglichkeiten und Verwendung der Ausrüstung für seitengetrennte Beatmung zu verstehen

15.43 die physiologischen Veränderungen während einseitiger Beatmung zu verstehen und die Methoden die Oxygenierung zu optimieren

15.44 die Pharmakologie von Anästhetika bei Patienten mit Einschränkungen des kardiopulmonalen Systems unter Verwendung von positiv-inotropen Substanzen, Antiarrythmika, Katecholamien usw. zur Optimierung der kardiovaskulären Funktion zu erläutern

15.45 den frühen postoperativen Verlauf dieser Patienten zu beobachten, um ein Verständnis zu erhalten für Komplikationen, die in dieser Phase auftreten

15.46 die indikationsgerechte Anwendung von Verfahren und Medikamenten für eine postoperative Schmerztherapie nach Gefäß- und Lungeneingriffen zu verstehen

15.47 Anästhesiestrategien für Lungeneingriffe zu entwickeln und einzusetzen

15.48 die indikationsgerechte postoperative Nachbeatmung zu beschreiben

15.49 die Kosten-Nutzen-Risikorelationen bei unterschiedlichen Pharmaka- und Monitoringverfahren zu verstehen.

Praktische Lernziele

Nach Abschluss der Rotation sollen Sie in der Lage sein:

15.50 einen Patienten (und Anästhesiearbeitsplatz) für große Gefäß- oder Lungeneingriffe (auch penetrierende Thoraxverletzungen, rupturiertes Aortenaneurysma) vorzubereiten (Anästhesieausrüstung, Monitoring, Notfallmedikamente etc.)

15.51 ein komplettes präoperatives anästhesiologisches Management des gefäßchirurgischen Patienten durchzuführen (Anamnese, Untersuchung, Labor,
zusätzliche Tests, rechtswirksame Aufklärung und Einwilligung)

15.52 Messungen durchzuführen mit arteriellen und zentralvenösen Kathetern
sowie Pulmonalarterienkatheter und PICCO

15.53 ein umfassendes und umsichtiges Anästhesiemanagement sowie die Fähigkeit
nachzuweisen, mehrere parallel auftretende dringliche Aufgaben simultan zu
lösen, während der Überblick über die Gesamtsituation sichergestellt ist

15.54 Sicherheit bei der Platzierung arterieller und zentralvenöser Verweilkatheter
zu gewinnen sowie die Fehlerrate zu reduzieren

15.55 vasoaktive Substanzen für die intravenöse Applikation vorzubereiten sowie
deren Dosis patientenindividuell zu berechnen und indikationsgerecht anzuwenden

15.56 sich schnell ändernde physiologische Daten zu erkennen, sie zu interpretieren und anästhesiologisch adäquat darauf zu reagieren

15.57 temporäre Herzschrittmacher zu gebrauchen

15.58 die Bedeutung von intraoperativen Verfahren zur Bestimmung der kardialen
Auswurfleistung und deren Bedeutung zu verstehen (transösophageale Echo-
kardiographie [TEE], Pulmonalarterienkatheter [PAK], Pulskonturverfahren
[PICCO], CO_2-Rückatmung [DAVID])

15.59 entscheiden zu können, welcher Patient von einer postoperativen Nachbeatmung profitiert

15.60 an mindestens 10 Eingriffen an der Lunge oder der Bauchschlagader teilge-
nommen zu haben

15.61 über einen sicheren Umgang mit der indikationsgerechten Auswahl und
Verwendung der Ausrüstung bei Ein-Lungenventilation zu verfügen

15.62 eine Ein-Lungenbeatmung sicher durchzuführen und hierbei auftretende
Hypoxämie zu behandeln

15.63 mit fiberoptischer Bronchoskopie zur Positionierung eines Doppel-Lumen-
Tubus sicher umzugehen

15.64 das Anlegen und das intra- sowie postoperative Management von thorakalen
Epiduralanästhesien und anderen geeigneten Schmerztherapieverfahren zu
beherrschen

15.65 physiologische Werte bei Patienten mit Mediastinaltumoren, Seroperikard
sowie Perikardtamponade zu interpretieren und zu behandeln.

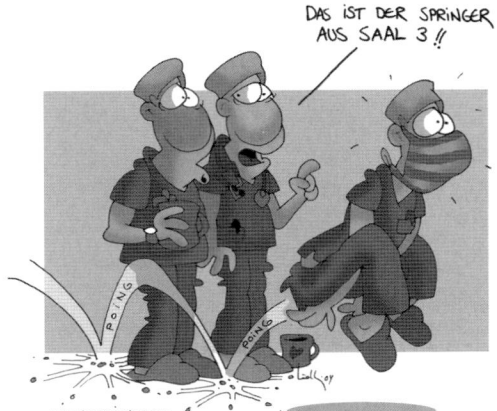

■■■■ Evaluation

Sie werden nach der Rotation auf dem Evaluationsbogen der Klinik durch Ihren Ausbilder und einen weiteren Facharzt, mit dem Sie während dieser Rotation gearbeitet haben, beurteilt. Die Evaluation basiert auf dem Wissenszuwachs, den Sie im Hinblick auf die o. g. Lernziele erworben haben. Bitte evaluieren Sie diese Rotation und zumindest zwei Anästhesieausbilder, mit denen Sie während der Rotation zusammengearbeitet haben.

■■■■ Quellen

Es wird von Ihnen verlangt, dass Sie sich auf die bevorstehenden Operationen und die dazu notwendigen anästhesiologischen Prozeduren vorbereiten. Für den Eingriff an Ihrem Patienten sollten Sie immer einen individuellen Plan und zumindest einen Alternativplan haben. Bei speziellen Eingriffen ist eine Literaturrecherche ggf. im Intenet erforderlich.

- Morgan GE, Mikhail MS. Clinical Anesthesia. New York: McGraw-Hill; 2002.
- Yao FS. Yao and Artusio's anesthesiology. Problem-oriented patient management, Philadelphia: Lippincott; 2003.
- Miller RD. Anesthesia. Amsterdam: Elsevier; 2004.
- Longnecker DE, Tinker JH. Principles of anesthesiology. Philadelphia: Mosby; 1998.
- Benumof JL, Day L. Anaesthesia and uncommon diseases. Philadelphia: WB Saunders; 1997.
- Stoelting RK. Handbook of pharmacology and physiology in anesthetic practice. Philadelphia: Lippincott; 1995.
- Heck M, Fresenius M. Repetitorium Anästhesie. Berlin Heidelberg New York Tokio; Springer; 2001.
- Silbernagl S, Despopoulos A. Taschenatlas der Physiologie. Stuttgart: Thieme; 2003.
- Silbernagl S, Lang F. Taschenatlas der Pathophysiologie. Stuttgart: Thieme; 2005.
- Hardman JG. Goodman & Gilman's Pharmacologic Basis of Therapeutics. New York: McGraw-Hill; 2002.
- ERC Guidelines for Basic and Advanced Cardiac life Support: http://www.erc.edu
- http://www.ncbi.nlm.nih.gov/entrez/query.fcgi
- Tuman KJ, McCarthy RJ, March RJ. Effects of epidural anesthesia and analgesia on coagulation and outcome after major vascular surgery. Anesth Analg. 1991; 73: 696–704.
- American Society of Anesthesiologists. Task Force on PA Catheterization. Anesthesiology 2003; 99: 988–1014.
- Goldman L, Caldera DL, Nussbaum SR. Multifactorial index of cardiac risk in noncardiac surgical procedures. N Engl J Med 1977; 20: 845–850.
- Heller A Litz RJ, Koch T. A fine balance – one lung ventilation in a patient with Eisenmenger syndrome. Br J Anaesth. 2004; 92: 587–590.
- Heller A et al. Anästhesie bei univentrikulärem Herzen – Zwischen Szylla und Charybdis. Anästhesist 2005; 54: 709–711.

16 Rotation – Neurochirurgie (3.–4. Weiterbildungsjahr)

Beschreibung

Im 3. oder 4. Weiterbildungsjahr werden Sie für drei Monate in der neurochirurgischen Anästhesie eingesetzt und erwerben dort Grundkenntnisse bei Kraniotomien und zerebrovaskulären sowie spinalen Eingriffen.

Theoretische Fähigkeiten

Nach Abschluss der Rotation werden Sie in der Regel in der Lage sein, die folgenden Themen zu diskutieren:

Rotationsleiter/-in:

Name: _____

Pieper/Tel.: _____

Datum	Unterschrift

16.1 Physiologie und Pathophysiologie der zerebralen Durchblutungsregulation:

    16.1a Anatomie der arteriellen und venösen zerebralen Blutversorgung

    16.1b regionale Durchblutungsregulation

    16.1c zerebrale Autoregulation

    16.1d Blut-Hirn-Schranke

16.2 Physiologie und Pathophysiologie des zerebralen Energiestoffwechsels

16.3 Anatomie und Physiologie des Liquor zerebrospinalis

16.4 Physiologie und Pathophysiologie des intrakraniellen Druckes

    16.4a Normbereiche

    16.4b zerebraler Perfusionsdruck

    16.4c Druck-Volumen-Beziehung des intrakraniellen Raumes

    16.4d pathologische Erhöhung des intrakraniellen Drucks

16.5 Messverfahren des intrakraniellen Drucks (einschließlich CCT-Beurteilung)

16.6 Akutbehandlung des erhöhten intrakraniellen Drucks

16.7 spezielle zerebrale Pharmakodynamik von Hypnotika und Analgetika

16.8 intraoperatives neurophysiologisches Monitoring

16.9 spezielle anästhesiologische Überlegungen für

    16.9a supra- und infratentorielle Chirurgie

    16.9b zerebrovaskuläre Chirurgie

    16.9c Hypophysenchirurgie

    16.9d Wirbelsäulen- und Rückenmarkschirurgie

    16.9e Patienten mit Schädel-Hirn-Trauma

    16.9f Patienten mit intrakranieller Blutung (EDH/SDH/SAB/ICB)

    16.9g Patienten mit pathologisch erhöhtem intrakraniellem Druck

16.10 Komplikationen nach neurochirurgischen Eingriffen und deren Therapie (postoperative Vigilanzminderung, Blutung, Krampfanfall, Paresen)

16.11 Pharmakologie und Nebenwirkungen spezieller neurochirurgischer Medikationen (Kortikoide, Antikonvulsiva, hirndrucksenkende Pharmaka u. Ä.).

■ Praktische Fähigkeiten

Es ist das Ziel dieser Rotation, dass Sie zumindest 20 Anästhesien bei Kraniotomien durchführen. Zusätzlich sollten Anästhesien bei mindestens 10 Wirbelsäulenoperationen, davon mindestens 5 in Bauchlage nachgewiesen werden. Spezifische praktische Fähigkeiten werden vermittelt in:

16.12 Patientenlagerung, Rückenlage, Bauchlage, sitzend, Knie-Ellenbogen-Lage, Crutchfield-Klemme

16.13 Monitored Anesthesia Care („Stand-by") bei stereotaktischen Operationen

16.14 invasives hämodynamisches Monitoring, Blutdruckmessung an der A. radialis

16.15 zentralvenöse Zugänge, unterschiedliche Wege

16.16 Monitoring der Luftembolie (unterschiedliche Verfahren – präkardialer Doppler, präkardiales Stethoskop)

16.17 neurophysiologisches Monitoring, somatosensorisch evozierte Potentiale, akustisch evozierte Potentiale, Elektromyographie, Elektroenzephalographie, prozessiertes EEG.

■ Evaluationen

Im täglichen Weiterbildungsgespräch zwischen dem Weiterbildungsassistenten/der -assistentin und dem Bereichsleiter werden Ihre theoretische Vorbereitung und Ihre praktischen Fähigkeiten informell evaluiert. Zusätzlich hierzu wird von Ihnen erwartet, dass Sie den Standardevaluationsbogen der Klinik am Ende der Rotation ausfüllen.

■ Quellen

Während der Prämedikationsbesprechung am Vortag mit dem Bereichsleiter wird festgelegt, welches spezielle Thema am nächsten Tag besprochen wird, sodass sich der/die Auszubildende entsprechend vorbereiten kann.

- Cottrell JE, Smith DS. Anesthesia and Neurosurgery. Philadelphia: Mosby; 2001.
- Marino PL. Das ICU-Buch. München: Urban & Fischer; 2002.
- Roewer N, Thiel H. Taschenatlas der Anästhesie. Stuttgart: Thieme; 2004.
- Stoelting RK, Dierdorf SF. Anesthesia and co-existing disease. New York: Churchill Livingstone; 2002.
- Schüttler J, Neglein J, Bremer F. Checkliste Anästhesie. Stuttgart: Thieme; 1999.
- Duke J. Anesthesia secrets. Philadelphia: Hanley & Belfus. 1996.
- Thiel H, Roewer N. Anästhesiologische Pharmakotherapie. Stuttgart: Thieme; 2003.
- Kochs E, Krier C, Buzello W, Schmucker P. Anästhesiologie. Stuttgart: Thieme. 2001.

17 Rotation – Geburtshilfliche Anästhesie und Kreißsaal (3.–4. Weiterbildungsjahr)

▮ Beschreibung

Mindestens zwei Monate werden Sie in die geburtshilfliche Anästhesie rotieren. Es wird von Ihnen erwartet, dass Sie sich in dieser Zeit die Basisprinzipien der perinatalen Anästhesie unter besonderer Berücksichtigung der Bedürfnisse der Gebärenden erarbeiten. Dies schließt neben den klinisch praktischen Fertigkeiten ebenso die zugrunde liegende Pathophysiologie ein.

Rotationsleiter/-in:

Name: _____

Pieper/Tel.: _____

▮ Theoretische Fähigkeiten

Nach Abschluss der Rotation sollten Sie in der Lage sein:

	Datum	Unterschrift
17.1 die forensisch-ethischen Hintergründe sowie die Anästhesietechnik für Interruptiones zu diskutieren		
17.2 die physiologischen Veränderungen während der normalen Schwangerschaft zu beschreiben		
17.3 die Pathophysiologie von häufig vorkommenden Laborwertveränderungen und klinischen Symptomen zu beschreiben, die eine Hochrisikoschwangerschaft verursachen können		
17.4 Beispiele für Risiko- und Hochrisikoschwangerschaften zu nennen		
17.5 Vor- und Nachteile von unterschiedlichen Analgesiemethoden zu diskutieren, die in der nichtoperativen Geburtshilfe und bei Sectio caesarea Verwendung finden, unter Berücksichtigung von Epiduralanästhesie, Spinalanästhesie, Inhalationsanalgesie, Pudendusblock, intravenöser Sedierung, Allgemeinanästhesie		
17.6 die Pharmakodynamik von üblicherweise während der Niederkunft verwendeter nichtanästhetischer Medikamente und deren Interaktionen mit Anästhetika zu beschreiben:		
17.6a Oxytocin		
17.6b Methergin		
17.6c Magnesium		
17.6d Prostaglandine		
17.6e Steroide		
17.6f Betablocker		
17.6g Antihypertensiva (i. R. d. Gestosetherapie)		
17.7 die Pharmakokinetik und -dynamik von Anästhetika und Lokalanästhetika zu diskutieren (klinische Indikation, Toxizität, Wirkung auf den Uterus)		
17.8 die Optionen für die postoperative oder die postpartale Analgesie der Gebärenden zu diskutieren		

17.9 die Gründe und Prinzipien des fetalen Monitorings zu beschreiben (CTG-Auswertung)

17.10 die Prinzipien und die Abfolge zu beschreiben, in der das Neugeborene untersucht und behandelt wird, bis hin zur Neugeborenenreanimation

17.11 eine abnormale Blutung in der Perinantalperiode zu definieren, entsprechende Differentialdiagnosen abzuleiten und das angemessene Vorgehen zu beschreiben

17.12 schwangerschaftsinduzierte Hypertension zu erkennen und die Pathophysiologie sowie deren Behandlung zu beschreiben

17.13 die Effekte von Schwangerschaftsdiabetes sowohl auf die Schwangere als auch auf den Fetus sowie die entsprechende Therapie zu beschreiben

17.14 Übergewicht in der Schwangerschaft zu diskutieren, unter Berücksichtigung der speziellen Pathophysiologie und des therapeutischen Managements der Gebärenden und des Neugeborenen

17.15 schwierige Atemwege bei der Gebärenden zu identifizieren und zu beschreiben sowie den Ablaufplan für das schwierige Atemwegsmanagement zu entwickeln

17.16 eine Fruchtwasserembolie zu identifizieren und das therapeutische Management zu beschreiben

17.17 postspinalen Kopfschmerz zu identifizieren sowie die entsprechenden Therapieoptionen zu beschreiben

17.18 die Folgen nichtgynäkologischer Eingriffe während der Schwangerschaft zu diskutieren und ein anästhesiologisches Vorgehen darzulegen

17.19 den Einfluss des Stillens auf die Auswahl von Anästhetika zu beschreiben.

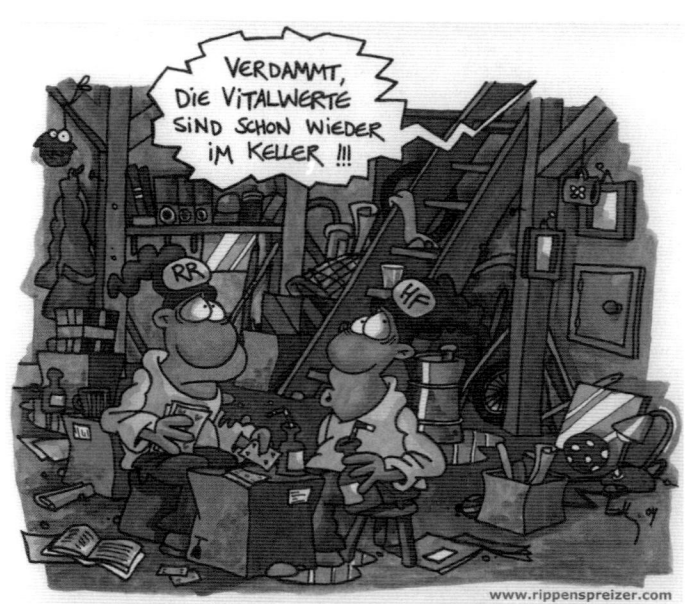

■■■■ Praktische Fähigkeiten

Am Ende dieser Rotation wird der Auszubildende in der Regel dazu in der Lage sein:

17.20 alle üblichen Formen der Anästhesie und Analgesie im breitem Spektrum bei der Gebärenden durchzuführen

17.21 ein angemessenes Monitoring entsprechend der klinischen Situation der Gebärenden auszuwählen und anzuwenden

17.22 das Management des breiten Spektrums von Gebärenden und entsprechende Interaktionen mit dem geburtshilflichen Personal (Hebammen, Ärzte, OP-Schwestern) durchzuführen

17.23 angemessen mit Patientinnen zu kommunizieren, die eine Abortkürettage erhalten, sowie ihre Privatsphäre und Trauerarbeit zu respektieren.

17.24 eine Beratungsfunktion hinsichtlich geburtshilflicher Anästhesie wahrzunehmen gegenüber Patienten, Angehörigen sowie Kollegen anderer Fachdisziplinen.

■■■■ Evaluation

Sie werden nach der Rotation auf dem Evaluationsbogen der Klinik durch Ihren Ausbilder und einen weiteren Facharzt, mit dem Sie während dieser Rotation gearbeitet haben, beurteilt. Die Evaluation basiert auf dem Wissenszuwachs, den Sie im Hinblick auf die o. g. Lernziele erworben haben. Bitte evaluieren Sie diese Rotation und zumindest zwei Anästhesieausbilder, mit denen Sie während der Rotation zusammengearbeitet haben.

■■■■ Quellen

Lehrbücher der geburtshilflichen Anästhesie in der anästhesiologisch/chirurgischen Handbibliothek, z.B.

- Chesnut DH. Obstetrical anesthesia. Philadelphia: Mosby; 1999.
- Datta S. Anesthetic and obstetric management of high-risk pregnancy. Berlin Heidelberg New York Tokyo: Springer; 2004.
- Van Zundert A, Ostheimer G. Pain relief & anesthesia in obstetrics. New York: Churchill Livingstone; 1996.
- Benumof JL, Day L. Anesthesia and uncommon diseases. Philadelphia: WB Saunders; 1997.

18 Rotation – Mund-Kiefer- und Gesichtschirurgie (3.–4. Weiterbildungsjahr)

◼︎ Beschreibung

Allgemeinanästhesien in der Mund-Kiefer-Gesichtschirurgie (MKG-Chirurgie) sind anspruchsvoll. Bei den Patients ist vom Säugling bis zum Greis jede Altersgruppe vertreten. Häufig sind schwierige Intubationsverhältnisse anzutreffen, da die operativ zu behandelnde Grunderkrankung die normalen anatomischen Verhältnisse der oberen Atemwege verändert. Zahlreiche operative Maßnahmen erfordern spezielle Verfahren der endotrachealen Intubation, die in anderen Fachgebieten nur sehr selten zum Einsatz kommen. Da sich das Operationsgebiet nahezu immer im unmittelbaren Bereich der oberen Atemwege befindet, ist eine besonders enge Kooperation zwischen Operateur und Anästhesist erforderlich, um ausreichende Sicherheit für den Patienten zu gewährleisten. Durch Kenntnis der operativen Gegebenheiten und ihrer spezifischen Charakteristika kann man dazu beitragen, Komplikationen zu vermeiden bzw. rechtzeitig zu erkennen und einer adäquaten Therapie zuzuführen.

Rotationsleiter/-in:

Name: _____

Pieper/Tel.: _____

◼︎ Theoretische Fähigkeiten

Am Ende dieser Rotation werden Sie in der Regel in der Lage sein:

		Datum	Unterschrift
18.1	die anästhesiologischen Besonderheiten bei folgenden Krankheitsbildern zu benennen und sich entsprechende Vorgehensweisen zu erarbeiten:		
18.1a	kraniofaziale Fehlbildungen, kleiner Mund/hoher Gaumen, Makroglossie, Lippen-Kiefer-Gaumen-Spalte		
18.1b	Dysgnathien		
18.1c	Pierre-Robin-Syndrom, Treacher-Collins-Syndrom		
18.1d	erworbene Anomalien des Gesichts und der Mundhöhle, Narbenkontrakturen der Gesichtsweichteile		
18.1e	schwere Gesichtsschädelverletzungen und ausgedehnte Weichteilverletzungen im Gesichts-Hals-Bereich sowie der Mundhöhle		
18.1f	Zustand nach Unterkiefer-, Mundboden- und Zungenresektion		
18.1g	Zustand nach Neck Dissection, Radiatio im Kopf-Hals-Bereich oder Unterkieferrekonstruktion		
18.1h	Einschränkung der Kieferbeweglichkeit, Kieferklemme		
18.1i	intermaxilläre Fixierung		
18.1j	Mundöffnung < 3 cm		
18.1k	raumfordernde Prozesse im Bereich der oberen Luftwege, Tumoren		
18.1l	Abszesse/Phlegmonen im Bereich von Kiefer/Mundhöhle/Hals		
18.1m	Hämatome, akute Blutungen		
18.1n	Abweichungen des Zahnstatus: vorstehende obere Schneidezähne, lockere Frontzähne, lückenhaftes Gebiss, Zahnersatz, Parodontose		

18.2   Kontraindikationen für die nasotracheale Intubation zu benennen

18.3   Mittelgesichtsfrakturen und deren anästhesiologische Bedeutung zu klassifizieren

18.4   die Notwendigkeit postoperativer Intensivtherapie einzuschätzen

18.5   das Vorgehen bei akzidentieller Zahnluxation oder Zahnverlust zu beschreiben und Sofortmaßnahmen zu ergreifen

18.6   die Abhängigkeiten von Blutfluss, Gefäßwiderstand und Blutdruck im Zusammenhang mit mikrochirurgischen Techniken und Gefäßanastomosen (Katecholamineinsatz, Rheologie etc.) zu diskutieren.

▇▇▇ Praktische Fähigkeiten

Nach Abschluss der Rotation sollten Sie in der Lage sein:

18.7   die Intubationsfähigkeit bei Erkrankungen und Missbildungen sowie Verletzungen im MKG-Bereich sicher einzuschätzen

18.8   selbstständig nasale und fiberoptische Intubationen durchzuführen

18.9   selbstständig Intubationen mit hoher Erfolgsrate durchzuführen

18.10   die Extubationsfähigkeit nach Eingriffen im Kopf-Hals-Bereich sicher einzuschätzen

18.11   Patienten unter quasi Intensivstationsbedingungen bei langen Eingriffen intraoperativ zu betreuen

18.12   den sicheren Umgang mit vorgeformten Trachealtuben (RAE nasal/oral) zu beherrschen

18.13   Intubationen unter erschwerten Bedingungen durchzuführen

18.14   Monitored Anesthesia Care (sog. „Stand-by") bei kleineren Eingriffen (Zahnextraktionen) und schwerster Komorbidität zu beschreiben

18.15   das anästhesiologische Management großer gesichtschirurgischer Eingriffe inkl. Lappenplastiken durchzuführen.

▇▇▇ Evaluation

Sie werden nach der Rotation auf dem Evaluationsbogen der Klinik durch Ihren Ausbilder und einen weiteren Facharzt, mit dem Sie während dieser Rotation gearbeitet haben, beurteilt. Die Evaluation basiert auf dem Wissenszuwachs, den Sie im Hinblick auf die o. g. Lernziele erworben haben. Bitte evaluieren Sie diese Rotation und zumindest zwei Anästhesieausbilder, mit denen Sie während der Rotation zusammengearbeitet haben.

▇▇▇ Quellen

- Rex S, Max M. Anästhesie in der Mund-Kiefer-Gesichtschirurgie. Anästhesist 2001; 50: 207–223.
- Krier C, Gerorgi R. Airway Management. Stuttgart: Thieme; 2001.

19 Rotation – HNO (3.–4. Weiterbildungsjahr)

Rotationsleiter/-in:

Name:

Pieper/Tel.:

Beschreibung

Das Spektrum in der Anästhesie in der HNO-Heilkunde wird in dieser zweiten HNO-Rotation durch Anästhesien mit gesteigertem Schwierigkeitsgrad ergänzt. Hierzu gehören Notfallprozeduren, Kinderanästhesien, und Anästhesien mit spezifischer Beatmungsausrüstung.

Theoretische Fähigkeiten

Nach Abschluss der Rotation werden Sie in der Regel in der Lage sein:

	Datum	Unterschrift

19.1 die Standorte der Notfallausrüstung in der HNO zu beschreiben

19.2 die Abläufe bei der Intubation durch den HNO-Arzt mit dem Kleinsasser- oder dem Notfallrohr zu beschreiben

19.3 komplexe elektive Intubationsprozeduren bei Vorliegen entsprechender Pathologien zu indizieren und zu planen

19.4 die Behandlung allergologischer Notfälle (anaphylaktischer Schock) zu beschreiben

19.5 die physikalischen Prinzipien der Jet-Ventilation sowie der Indikationen und der Kontraindikationen zu beschreiben

19.6 die Vorgehensweisen für Operationen in Apnoe (intermittierende Beatmung/ starre Bronchoskopie) zu beschreiben

19.7 jeweils 2 Anästhesiemanagementpläne für die folgenden Operationen zu entwickeln und zu diskutieren:

- *elektive Eingriffe:* Tonsillektomie, Adenotomie, Exzision laryngeale Papillome

- *Notfalleingriffe*: Peritonsillarabszess, Tonsillektomienachblutung, Epiglottitis, Fremdkörperaspiration/-ingestion

19.8 Besonderheiten der Anästhesie bei Kochlea-Implantationen zu beschreiben

19.9 anästhesierelevante Fragen zur Laserchirurgie des Kehlkopfes zu beantworten (Zündquellen, Tubusbrand, Lasertuben, Arbeitsschutz).

Praktische Fähigkeiten

Nach Abschluss der Rotation werden Sie in der Regel in der Lage sein:

19.10 fiberoptische Intubationen unter Supervision durchzuführen

19.11 zunehmend selbständig unter Supervision Anästhesien bei Kleinkindern durchzuführen

19.12 Jet-Ventilationen bei elektiven HNO-Eingriffen (z. B. Mikrolaryngoskopie) durchzuführen.

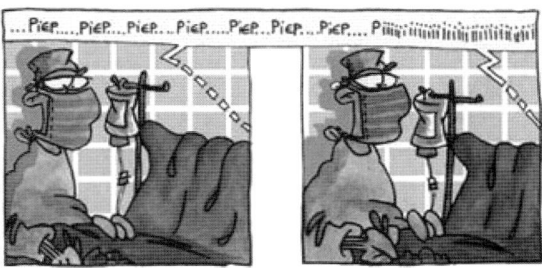
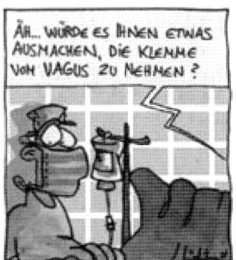

Evaluation

Sie werden durch den Evaluationsbogen der Klinik beurteilt (Bereichsleiter) sowie zusätzlich durch einen Facharzt für Hals-Nasen-Ohrenheilkunde, mit dem Sie während dieser Rotation zusammengearbeitet haben. Die Evaluation wird auf Basis der o. g. Lernziele durchgeführt. Bitte evaluieren Sie diese Rotation und zumindest zwei Ausbilder, mit denen Sie während der Rotation zusammengearbeitet haben.

Quellen

Handbücher der Hals-Nasen-Ohrenheilkunde (verfügbar in der Bibliothek der HNO-Klinik), spezielle Berücksichtigung folgender Themen:

- Anästhesie und Management des schwierigen Atemwegs
- Tracheotomie und Intubation
- Fremdkörper in den Atemwegen
- Vorgehen bei Aspirationen
- Vorgehen bei einer Tracheotomie
- Schlafapnoesyndrom, Diagnose und Behandlung
- Krankheiten des Larynx bei Kleinkindern und Kindern

20 Rotation – Kinderanästhesie (3.–4. Weiterbildungsjahr)

Beschreibung

In Ihrer Weiterbildung werden Sie mit Kinderanästhesie in unterschiedlichen Fachbereichen (HNO, Urologie, MKG etc.) in Berührung kommen. Spezielle kinderanästhesiologische Fähigkeiten und Standards werden jedoch insbesondere während der Rotationen in der Kinderanästhesie vermittelt. Die kleinen Patienten erfordern beginnend bei der sorgfältigen Prämedikationsuntersuchung bis hin zur Übergabe an die Station oder die Entlassung nach Hause dauernde Aufmerksamkeit. Die Ihnen zugestandenen therapeutischen Freiheiten in der Kinderanästhesie richten sich nach Ihren bisher erworbenen technischen Fähigkeiten, Ihrem Hintergrundwissen und der Fähigkeit unter ständiger Rückkopplung mit dem verantwortlichen Bereichsleiter selbständig zu arbeiten.

- Bereichsleiter
- Fachärzte
- Tutor

Theoretische Fähigkeiten

	Datum	Unterschrift

Nach dieser Rotation werden Sie in der Regel in der Lage sein:

20.1 einen adäquaten und sicheren Anästhesieplan für den jeweiligen Kinderchirurgischen Eingriff unter Anleitung des Ausbilders zu entwickeln

20.2 die Indikationen sowie Vor- und Nachteile von Inhalationsanästhetika versus intravenösen Anästhetika im Rahmen der Narkoseeinleitung zu diskutieren

20.3 angemessene Nüchternheits- und Sedierungsstrategien für Kleinkinder und Säuglinge festzulegen und diese mit den Eltern und den Kinderkrankenschwestern zu diskutieren

20.4 den Flüssigkeitsbedarf bei Säuglingen und Kleinkindern zu diskutieren

20.5 die nachfolgend genannten Problemkinder präoperativ zu evaluieren und ein angemessenes Anästhesieverfahren auszuwählen: gesunde, termingerechte Neonaten, ehemalige frühgeborene Kleinkinder, Kleinkinder sowie Kinder mit kongenitalen Defekten und chromosomalen Aberrationen

20.6 die Notwendigkeit einer präoperativen Sedierung festzulegen, sie angemessen zu dosieren und den entsprechenden Applikationsweg festzulegen

20.7 für o. g. Risikokinder mit Apnoerisiko bereits präoperativ Bedarf und Umfang eines postoperativen Monitorings ggf. auf der Intensivstation festzulegen

20.8 Patienten mit einem Risiko für latexassoziierte Reaktionen zu identifizieren und eine angemessene Prämedikation und Prophylaxe bei ihnen durchzuführen

20.9 die Vor- und Nachteile von verschiedenen Beatmungssystemen zu diskutieren (Kuhn, Mapleson, Bain)

20.10 das Blutvolumen des Patienten adäquat abzuschätzen und den maximal tolerablen Blutverlust für den gesunden pädiatrischen Patienten zu berechnen

20.11 die Pharmakologie verschiedener Anästhetika im Rahmen verschiedener Applikationsformen (p.o., i.v., rektal, intramuskulär, inhalativ) zu diskutieren unter Berücksichtigung von Dosis, Aufnahme und Verteilungsvolumen

20.12 jeweils zwei Anästhesiemanagementpläne für die folgenden Operationen zu entwickeln und zu diskutieren:

- *Elektive Eingriffe:* Leistenhernie, Strabismus, Pyloromyotomie, Lippen-spaltenoperation, Lippen-Kiefer-Gaumenspalten, Klumpfußoperation, Hypospadieoperation, Trichterbrustoperation, Ösophagusatresie, Ductus-arteriosus-Verschluss

- *Notfalleingriffe:* Myelomeningozelenverschluss, Appendektomie, Epiglottitis, Fremdkörperaspiration, Malrotationsoperationen, VP-Shuntanlage und -Revision

20.13 mindestens 5 anatomische Unterschiede zwischen dem Erwachsenen und dem pädiatrischen Atemweg zu definieren

20.14 klinische Zeichen der malignen Hyperthermie zu beschreiben und zu erkennen sowie dieses Krankheitsbild zu behandeln

20.15 die fetale Zirkulation und die Umstellung zur Neugeborenenzirkulation sowie diesbezügliche Störungen und deren Therapie zu beschreiben

20.16 die Physiologie des ersten Atemzuges des Neugeborenen zu beschreiben

20.17 die Unterschiede der pulmonalen und kardiovaskulären sowie renalen und hepatischen Physiologie in unterschiedlichen Entwicklungsstufen vom Neonaten bis zum Erwachsenen zu beschreiben

20.18 unterschiedliche Mechanismen der Wärmeabgabe zu diskutieren und je mindestens eine Möglichkeit zu nennen, um den Wärmeverlust zu vermeiden

20.19 entsprechend der Richtlinien der ERC (PALS) Wiederbelebungsmaßnahmen zu diskutieren – vom Neonaten bis zum Kind, sowohl im Kreißsaal als auch in den perioperativen Notsituationen. Dieses Wissen wird am Simulator (Skillslab) demonstriert.

Praktische Fähigkeiten

Nach dieser Rotation werden Sie in der Regel in der Lage sein:

20.20 eine komplette und auf die aktuelle Erkrankung fokussierte Anamnese und körperliche Untersuchung zu erheben, sowohl bei Routinepatienten als auch bei Notfallpatienten

20.21 alle Patienteninformationen bezüglich der Perinatalperiode, des postnatalen Verlaufs der bisherigen Anästhesieanamnese, der Familienanästhesieanamnese und dem bisherigen Gesundheitsverlaufs von jedem Patienten zusammenzutragen

20.22 die perioperativen Nutzen-Riskio-Abwägungen in Frage kommender Anästhesieverfahren präoperativ mit den Sorgeberechtigten des Kindes zu diskutieren

20.23 einen Anästhesiearbeitsplatz für gesunde Neugeborene und Kleinkinder aufzubauen: angemessene Medikamente, intravenöse Zugänge, Beatmungskreisteil, Laryngoskopie, tracheale Tuben

20.24 eine inhalative Einleitung durchzuführen, unter Verwendung einer korrekten Maskenbeatmung am gesunden Kleinkind

20.25 am gesunden pädiatrischen Patienten eine sachgerechte Laryngoskopie und endotracheale Tubusplatzierung unter direkter Supervision des Ausbilders durchzuführen

20.26 für den gesunden pädiatrischen Patienten angemessene Respiratoreinstellungen zu wählen und zu überprüfen.

20.27 Der Auszubildende wird seine Fähigkeit demonstrieren, intravenöse Zugänge bei Kindern und Kleinkindern zu etablieren.

20.28 den Hydratationsstatus von Kleinkindern und Säuglingen auf der Basis seiner Untersuchungs- und Monitoringbefunde zu beurteilen

20.29 die unterschiedlichen Möglichkeiten der Wärmeerhaltung und Wiederherstellung indikationsgerecht einzusetzen

20.30 Larynxmasken sachgerecht bei Kindern und Kleinkindern zu platzieren

20.31 die Technik der Single-Shot-Kaudalanästhesie sachgerecht bei Kindern und Kleinkindern durchzuführen

20.32 bei der Kanülierung zum erweiterten invasiven Monitoring von Kindern und Kleinkindern (Blutdruckmessung/ZVK) zu assistieren

20.33 bei der Anlage von Epiduralkathetern bei pädiatrischen Patienten zu assistieren

20.34 die gängigen peripheren Nervenblockadetechniken bei Kindern und Kleinkindern demonstrieren zu können.

Evaluation

Sie werden nach der Rotation auf dem Evaluationsbogen der Klinik durch Ihren Ausbilder und einen weiteren Facharzt, mit dem Sie während dieser Rotation gearbeitet haben, beurteilt. Die Evaluation basiert auf dem Wissenszuwachs, den Sie im Hinblick auf die o. g. Lernziele erworben haben. Bitte evaluieren Sie diese Rotation und zumindest zwei Anästhesieausbilder, mit denen Sie während der Rotation zusammengearbeitet haben.

Quellen

- Kretz FJ. Anästhesie bei Kindern. Berlin Heidelberg New York Tokio: Springer; 2005.
- Jöhr M. Kinderanästhesie. München Wien Baltimore: Urbane & Schwarzenberg; 2004.
- Katz J, Steward DJ. Anesthesia and uncommon pediatric diseases. Philadelphia: WB Saunders; 1993.

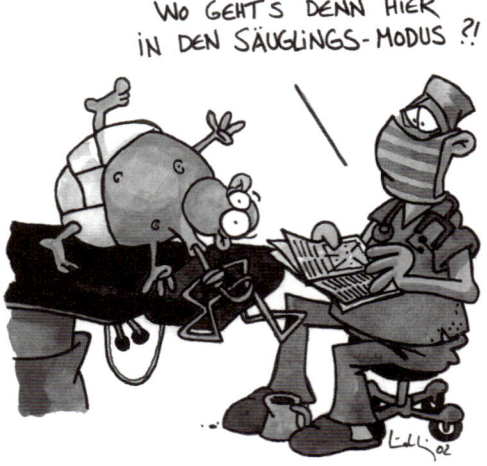

21 Rotation – Kardioanästhesie (4. Weiterbildungsjahr)

▣ Beschreibung

Kardiochirurgische Patienten verlangen ein fortgeschrittenes physiologisches und pharmakologisches Verständnis. Diese Rotation fordert Theorie und Praxiskenntnisse für die komplexen Vorgehensweisen bei Klappen- und Koronarchirurgie und gibt Gelegenheit, die eigene Erfahrung mit invasiven Monitoringverfahren weiter auszubauen. Die fakultative 3- bis 6-monatige Rotation in der Kardioanästhesie beinhaltet das Management von Patienten mit höherem ASA- oder NYHA-Status und erweitert den Blick des Anästhesisten um die extrakorporale Zirkulation und ein weiteres Mitglied des OP-Teams, den Kardiotechniker.

Vor Beginn der Rotation wird vom Weiterbildungsassistenten das Selbststudium folgender Themenkomplexe erwartet:

21.1 Physiologie und Pharmakologie des Herz-Kreislaufsystems

Rotationsleiter/-in:

Name: _____

Pieper/Tel.: _____

▣ Theoretische Lernziele

Datum   Unterschrift

21.2 Durchführung der Anamneseerhebung und körperliche Untersuchung mit Schwerpunkt auf dem Herz-Kreislauf-System sowie den systemischen Manifestationen der koronaren Herzkrankheit oder Herzinsuffizienz

21.3 Entwicklung einer Anästhesiestrategie basierend auf den Informationen des Patienten und vorliegender sowie selbst eingeforderter Befunde, die allen gegenwärtigen medizinischen Problemen gerecht werden soll

21.4 Kenntnis der laufenden Medikation und der jeweiligen Pharmaka-Interaktionen sowie indikationsgerechte Anordnung von perioperativer anästhesierelevanter Zusatzmedikation

21.5 Übersicht und Fähigkeit zur Interpretation von kardiopulmonalen apparativen Untersuchungen (EKG, Echokardiographie, Koronarangiografie)

21.6 Kenntnis der speziellen Gegebenheiten nach Herz- und/oder Lungentransplantation sowie häufig auftretender Vitien

21.7 Auswahl nichtinvasiver und invasiver Monitoringmaßnahmen, basierend auf dem physiologischen Status des Patienten

21.8 Formulierung eines Anästhesieplans (präoperativ, intraoperativ, Abgang von der Herz-Lungen-Maschine, postoperativ) auf der Basis wesentlicher Operationsschritte

21.9 Kenntnis der Unterschiede zwischen On-pump-/Off-pump- und minimalinvasiven Prozeduren

21.10 Diskussion von Myokard und hirnprotektiver Maßnahmen

21.11 Diskussion des Gerinnungsmonitorings, Heparin/Protamin, Aprotinin, Tranexamsäure

21.12 komplexes hämodynamisches Management: Volumen, Vasopressoren, Inotropika, Blutprodukte, Antiarrhythmika, Monitoringoptionen (was, wann?), sichere Indikationsstellung für PAK und Interpretation der Messwerte, Frank-Starling-Kurve, Arbeitsdiagramm des Herzens

21.13 Physiologie des Sauerstofftransports: sicheres Verständnis der Abhängigkeiten von DO_2, HZV, CaO_2, Hb, SaO_2, PO_2, VO_2, SvO_2, $AVdO_2$, ZVD, PCWP, SVR, PVR, gezielte Eingriffsmöglichkeiten und Grenzen des PAK

21.14 Verständnis von Kosten-Nutzen-Risikorelationen bei unterschiedlichen Pharmaka- und Monitoringverfahren

21.15 Diskussion der Vor- und Nachteile derzeit verfügbarer Methoden zur HZV-Bestimmung im Hinblick auf ihre Messgrößen

21.16 Beschreibung der Indikation und Nebenwirkungen sowie der Pharmakokinetik und Pharmakodynamik von Vasopressoren und -dilatoren (z.B. Noradrenalin, Dobutamin, Dopamin, Adrenalin, Betablockade, Nitroglyzerin, Nitroprussidnatrium etc.)

21.17 Diskussion des zerebralen Monitorings (pEEG, SSEP, TCD etc.)

21.18 Verständnis des Prinzips der Herz-Lungen-Maschine und der Rolle des Anästhesisten

21.19 Beschreibung der Funktionsweise und anästhesiologische Implikation von temporären und permanenten Herzschrittmachern.

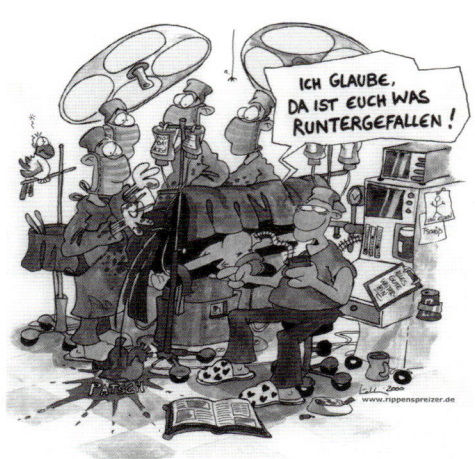

▬▬▬ Praktische Lernziele

Nach Abschluss der Rotation sollen Sie in der Lage sein:

21.20 einen Patienten (und OP-Saal) zügig für kardiochiurgische Prozeduren vorzubereiten

21.21 eine komplette präoperative Evaluation des kardiochiurgischen Patienten durchzuführen, unter Berücksichtigung der Anamnese und körperlicher Untersuchung nach Forderung aller notwendigen präoperativen Laborwerte und zusätzlichen Tests sowie der rechtswirksamen Aufklärung des Patienten und dessen Einwilligung

21.22 invasive Verfahren am Patienten unter direkter Supervision durchzuführen, wie z. B. arterielle Blutdruckmessung, zentralvenöse Katheterisierung und fiberoptische Bronchoskopie

21.23 Messungen mit arteriellen Kathetern, zentralvenösen Kathetern, Pulmonalarterienkatheter, PICCO durchzuführen und zu interpretieren

21.24   ein gutes Anästhesiemanagement sowie die Fähigkeit nachzuweisen, mehrere parallel auftretende dringliche Aufgaben simultan zu lösen, während der Überblick über die Gesamtsituation sichergestellt ist

21.25   Sicherheit bei der Platzierung arterieller und zentralvenöser Verweilkatheter zu gewinnen sowie die Fehlerrate zu reduzieren

21.26   vasoaktive Substanzen für die intravenöse Applikation vorzubereiten, deren Dosis patientenindividuell zu berechnen und indikationsgerecht anzuwenden

21.27   sich schnell ändernde physiologische Daten zu erkennen, sie zu interpretieren und anästhesiologisch adäquat darauf zu reagieren

21.28   temporäre Herzschrittmacher einzusetzen

21.29   die Bedeutung von intraoperativen Verfahren zur Bestimmung der kardialen Auswurfleistung und deren Bedeutung verstanden haben (transösophageale Echokardiographie [TEE], Pulmonalarterienkatheter [PAK], Pulskonturverfahren [PICCO], CO_2-Rückatmung [DAVID])

21.30   eine indikationsgerechte Extubation in Abhängigkeit vom Patienten und dem vorangegangenen Eingriff durchzuführen

21.31   im Umgang mit intraaortalen Aortengegenpulsationsverfahren (IABP) vertraut zu werden.

▬ Evaluation

Sie werden nach der Rotation auf dem Evaluationsbogen der Klinik durch Ihren Ausbilder und einen weiteren Facharzt, mit dem Sie während dieser Rotation gearbeitet haben, beurteilt. Die Evaluation basiert auf dem Wissenszuwachs, den Sie im Hinblick auf die o. g. Lernziele erworben haben. Bitte evaluieren Sie diese Rotation und zumindest zwei Anästhesieausbilder, mit denen Sie während der Rotation zusammengearbeitet haben.

▬ Quellen

Es wird vom Weiterbildungsassistenten verlangt, dass er sich auf die bevorstehenden Operationen vorbereitet und spezifisch für Patient und Prozedur Literatur liest, z.B.

- Estafanous FG, Barash P, Reves JG. Cardiac anesthesia. Philadelphia: Lippincott, Williams & Wilkins; 2001.
- Longnecker JH, Tinker GE. Principles of Anesthesiology. Philadelphia: Mosby; 1998.
- Morgan GE, Mikhail MS. Clinical Anesthesia. New York: McGraw-Hill; 2002.
- Yao FN. Yao and Artusio's Anesthesiology. Problem-oriented patient management. Philadelphia: Lippincott; 2003.
- Benumof JL, Day L. Anaesthesia and uncommon diseases. Philadelphia: WB Saunders; 1997.
- Duke J. Anesthesia secrets. Philadelphia: Hanley & Belfus; 1996.
- Kochs E, Krier C, Buzello W, Schmucker P. Anästhesiologie. Stuttgart: Thieme: 2001.
- Leitlinie Kardiochirurgische Intensivmedizin AK Kardioanästhesie der DGAI 2006
- American Society of Anaesthesiologists. Task Force on PA Catheterization. Anesthesiology 2003; 99: 988–1014.

22 Rotation – Schmerztherapie (4. Weiterbildungsjahr)

■ Beschreibung

Während Ihres 4. Weiterbildungsjahres verbringen Sie 6 Monate in der Schmerztherapie. (Für die Erlangung der Zusatzbezeichnung „Spezielle Anästhesiologische Schmerztherapie" ist insgesamt 1 Jahr in der Schmerztherapie erforderlich.) Hierbei werden Sie eine Vielzahl von Krankheitsbildern kennenlernen, wobei ein besonderer Schwerpunkt auf dem Management chronischer Schmerzen liegt.

Sie werden unter Supervision verantwortlich sein für die initiale Untersuchung und Diagnosestellung, die Entwicklung sowie die Umsetzung eines Therapieplanes. Neben der täglichen Falldiskussion mit Psychologen werden Sie in die wöchentlichen Besprechungen mit den Teammitgliedern der Klinik für Psychosomatik und die interdisziplinäre Schmerzkonferenz integriert.

Rotationsleiter/-in:

Name:

Pieper/Tel.:

■ Theoretische Fähigkeiten

Am Ende dieser sechsmonatigen Rotation werden Sie in der Regel in der Lage sein:

Datum   Unterschrift

22.1 chronischen, akuten und karzinomassoziierten Schmerz zu definieren

22.2 körperliche, soziale und psychologische Faktoren zu identifizieren, die Schmerz beeinflussen

22.3 die neurophysiologischen Bedingungen für die Signalübertragung von Schmerz und entsprechende Behandlungsmethoden zu beschreiben

22.4 einen Behandlungsplan zu entwickeln, der alle Aspekte des Schmerzsyndroms berücksichtigt, unter Zuhilfenahme der typischen Behandlungsmethoden aus dem Fachgebieten Anästhesie, Neurochirurgie, Psychologie und physikalische Medizin

22.5 unterschiedliche Behandlungsmethoden zu diskutieren unter Verwendung von Analgetika, nichtanalgetisch wirkenden Pharmaka und weiteren adjuvanten Medikamenten im Rahmen des Behandlungsplanes

22.6 unterschiedliche Nervenblockaden zu beschreiben, unter Berücksichtigung der Nebenwirkungen und Komplikationen im Rahmen der Behandlung von peripheren und zentralen Schmerzsyndromen

22.7 alternative Schmerztherapieverfahren zu diskutieren, die zusätzlich verwendet werden könnten

22.8 den Hintergrund und die Indikationen für interventionelle Techniken zu erklären, wie spinale Nervenstimulatoren, permanente Epiduralkatheter und andere Geräte zur Applikation von Anästhetika

22.9 Denervationsverfahren und/oder augmentative Verfahren zu beschreiben, z. B. Neurolyse, zentrale Stimulation

22.10 spezifische Verfahren der manuellen Diagnostik und physikalischen Therapie zu beschreiben

22.11 interventionelle Verfahren darzustellen, z. B. plexus- und rückenmarksnahe Verfahren, Spinal-cord-Stimulation und Sympathikusblockaden

22.12 aktuelle kontrovers diskutierte Themen im Bereich der Schmerztherapie und Forschung zu diskutieren.

Praktische Fähigkeiten

Nach Abschluss der Rotation sollten Sie in der Lage sein:

22.13 eine standardisierte Schmerzanamnese einschließlich der Auswertung von Fremdbefunden zu erheben

22.14 eine Schmerzanalyse und differentialdiagnostische Abklärung der Schmerzkrankheit unter Berücksichtigung psychologischer, arbeits- und sozialmedizinischer Gesichtspunkte durchzuführen

22.15 eine psychosomatische Diagnostik bei chronischen Schmerzpatienten durchzuführen

22.16 den Patienten eingehend zu beraten und gemeinsame die Therapieziele festzulegen

22.17 invasive und nichtinvasive Methoden der Akutschmerztherapie einzusetzen

22.18 Verfahren der Therapie chronischer Schmerzen einzusetzen

22.19 Schmerzbewältigungstraining inkl. Entspannungsverfahren zu vermitteln

22.20 einen inhaltlich und zeitlich gestuften Therapieplan aufzustellen einschließlich der zu seiner Umsetzung erforderlichen interdisziplinären Koordination der Ärzte und sonstigen am Therapieplan zu beteiligenden Personen und Einrichtungen

22.21 eine standardisierte Dokumentation des schmerztherapeutischen Behandlungsverlaufes zu erstellen

22.22 medikamentöse Kurzzeit-, Langzeit-, und Dauertherapien sowie Therapien für terminale Behandlungsphasen einzusetzen

22.23 eine spezifische Pharmakotherapie durchzuführen

22.24 eine multimodale Therapie in interdisziplinärer Zusammenarbeit umzusetzen

22.25 diagnostische und therapeutische Lokal- und Leitungsanästhesien durchzuführen

22.26 Stimulationstechniken, z. B. transkutane elektrische Nervenstimulation, zu beherrschen

22.27 Arzneimittelmissbrauch zu erkennen

22.28 Betäubungsmittel zu verschreiben

22.29 Entzugsbehandlung bei Medikamentenabhängigkeit durchzuführen

22.30 diagnostische oder therapeutische Prozeduren zur Behandlung von Schmerzsyndromen unter direkter Supervision durchzuführen.

Evaluation

Sie werden nach der Rotation auf dem Evaluationsbogen der Klinik durch Ihren Ausbilder und einen weiteren Facharzt, mit dem Sie während dieser Rotation gearbeitet haben, beurteilt. Die Evaluation basiert auf dem Wissenszuwachs, den Sie im

Hinblick auf die o. g. Lernziele erworben haben. Bitte evaluieren Sie diese Rotation und zumindest zwei Anästhesieausbilder, mit denen Sie während der Rotation zusammengearbeitet haben.

Quellen

- Striebel HW. Therapie chronischer Schmerzen. Ein praktischer Leitfaden. Stuttgart: Schattauer; 2002.
- Zenz M, Jurna I. Lehrbuch der Schmerztherapie. Stuttgart: Wissenschaftliche Verlagsgesellschaft; 2001.
- Gralow I, Husstedt IW, Bothe HW, Evers S, Hürter A, Schilgen M. Schmerztherapie interdisziplinär. Stuttgart: Schattauer; 2002.
- Egle UT, Hoffmann SO, Lehmann K, Nix WA. Handbuch Chronischer Schmerz. Stuttgart: Schattauer; 2003.
- Beck H, Martin E, Motsch J, Schulte am Esch J. Schmerztherapie. Stuttgart: Thieme; 2001.
- Koch T, Hübler M. Thorakale epidurale Anästhesie und Analgesie: Technik, Organisation, Ökonomie. Oberhaching: Acis; 2002.
- Huber H, Winter E. Checkliste Schmerztherapie. Stuttgart: Thieme; 2004.
- Büttner J, Meier G. Kontinuierliche periphere Techniken zur Regionalanästhesie und Schmerztherapie, Obere und untere Extremitäten. Bremen: Uni-Med; 1999.
- Niesel H-C, van Aken HK. Lokalanästhesie, Regionalanästhesie, Regionale Schmerztherapie. Stuttgart: Thieme; 2003.
- Meier G, Büttner J. Atlas der peripheren Regionalanästhesie. Stuttgart: Thieme; 2004.
- Intenetseite: www.nerveblocks.de

23 Anästhesie/Notfallsimulation (alle Mitarbeiter)

▬ Beschreibung

Während der gesamten Weiterbildung, aber auch darüber hinaus, sollten sie sich jährlich mindestens einmal einer Weiterbildung am Simulator unterziehen. Nur am Simulator besteht die Möglichkeit, sich im Team in Echtzeit mit Situationen auseinanderzusetzten, die im klinischen Alltag selten auftreten, aber im Ernstfall im Team beherrscht werden müssen. Die angebotenen Themengebiete umfassen hierbei klassische Themen wie Basic- und Advanced Cardiac und Trauma Life Support (BLS/ACLS/ATLS) ebenso wie Airway Management und Team Management (ACRM):

23.1 Basismaßnahmen und erweiterte Maßnahmen der Reanimation beim Erwachsenen

    23.1a internationale Richtlinien zur Reanimation

    23.1b Atemwegssicherung

    23.1c venöser Zugang, Infusionstherapie im Notfall

    23.1d Atemnot

    23.1e kardiale Notfälle

    23.1f Apoplexie

    23.1g Krampfanfall

    23.1h praktisches Notfalltraining am Patientensimulator

23.2 Airway Management:
In diesem Simulatorkurs lernen Sie das Vorgehen bei Atemwegsnotfällen (schwierige Maskenbeatmung/Intubation). In Kleingruppen werden verschiedene Techniken zum präklinischen und klinischen Atemwegsmanagement trainiert. Am Anästhesiesimulator werden Notfallsituationen simuliert und von Ihnen realitätsnah behandelt.

    23.2a Maskenbeatmung, Intubation

    23.2b Vorgehen beim schwierigen Atemweg/Atemwegsalgorithmus

    23.2c Hilfsmittel/Alternativen zur Atemwegssicherung (Combitubus, Easytube, fiberoptische Intubation, Intubationslarynxmaske, Koniotomie, Larynxmaske, Larynxtubus

    23.2d Praktische Übungen an Intubationsmodellen und am Anästhesiesimulator

23.3 Krisen-Ressourcen-Management in Anästhesie, Intensivmedizin und Notfallmedizin:
Die überwiegende Anzahl der Zwischenfälle in der Medizin basiert nicht auf mangelndem Wissen, sondern auf menschlichen Fehlern (Human Factors). Ähnlich wie in Schulungsprogrammen für Piloten werden im Crisis Resource Management Strategien zur Fehlervermeidung und zum Zwischenfallsmanagement im Team anhand von realistischen Fällen und unter psychologischer Anleitung am Patientensimulator trainiert.

Rotationsleiter/-in:

Name: _____

Pieper/Tel.: _____

Datum	Unterschrift

23.3a   Teamarbeit bei vitalen Notfällen

23.3b   Fällen von Entscheidungen in kritischen Situationen

23.3c   effektive Kommunikation

23.3d   praktisches Notfalltraining am Patientensimulator

23.3e   Fehlerentstehung, Vermeidung von Zwischenfällen

23.3f   Schlüsselqualifikationen des ACRM:

- kenne deine Arbeitsumgebung

- kommuniziere effektiv

- verteile die Arbeitsbelastung

- antizipiere und plane voraus

- lenke deine Aufmerksamkeit bewusst

- setze Prioritäten dynamisch

- rufe rechtzeitig um Hilfe

- reevaluiere immer wieder

23.4   Basismaßnahmen und erweiterte Maßnahmen beim Säugling und Kind

23.4a   Algorithmen des European Resuscitation Council zur Reanimation von Kindern und Säuglingen (Basic Life Support, Advanced Life Support)

23.4b   venöser Zugang/intraossärer Zugang

23.4c   Atemwegssicherung

23.4d   Medikamente bei der Reanimation

23.5   Intensivtransport nach den Empfehlungen der DIVI:
Dieser Kurs richtet sich insbesondere an Ärzte, die inner- und interklinische Transporte von intensivmedizinischen Patienten aller Altersgruppen begleiten. Neben medizinischen Aspekten werden auch organisatorische und technische Probleme der Transportvorbereitung und -durchführung vermittelt. Intensivtransportwagen, Intensivtransporthubschrauber (ITH) und Lufthansa-Patententransport werden vorgestellt sowie typische Situationen am Simulator trainiert.

Quellen

- Kochs E, Krier C, Buzello W, Schmucker P. Anästhesiologie. Stuttgart: Thieme; 2001.
- Schüttler J, Biermann E. Der Narkosezwischenfall. Stuttgart: Thieme; 2003.
- Müller M. Dynamische Entscheidungsfindung in der Notfallmedizin. Anästhesist 2005; 54: 781–786.

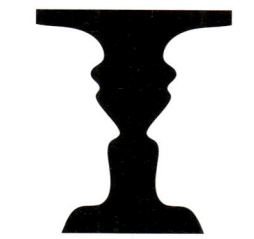

Reevaluiere immer wieder!

24 Forschungsrotation (3.–5. Weiterbildungsjahr, fakultativ)

■■■ Beschreibung

In der fortgeschrittenen Weiterbildung haben Sie die Gelegenheit, ein halbes Jahr in einer der Forschungsgruppen zu verbringen und „über den Tellerrand" der täglichen Routine hinauszuschauen. Es werden Grundlagenarbeiten sowie anästhesiologisch angewandte Studien durchgeführt. Aus den gewonnenen Daten wird in Kooperation mit dem jeweiligen Arbeitsgruppenleiter ein international publikationsfähiges Originalmanuskript erarbeitet.

Diese Rotation stellt besondere Ansprüche an die Fähigkeit des Weiterbildungsassistenten selbstständig kreativ und problemzentriert zu denken sowie sein tägliches Arbeitspensum selbst zu organisieren.

Rotationsleiter/-in:

Name: _____

Pieper/Tel.: _____

■■■ Theoretisch/Praktische Fähigkeiten

Während der Rotation wird der Auszubildende in die Lage versetzt, sich mit experimentellen wissenschaftlichen Fragestellungen zu beschäftigen. Es wird erwartet, dass die Ergebnisse national und international auf Kongressen vorgetragen und anschließend publiziert werden.

■■■ Voraussetzungen

Mitarbeiter, die an dieser Rotation interessiert sind, müssen ihr Interesse bereits ein Jahr vor dem geplanten Beginn der Rotation, also im 2. Weiterbildungsjahr, beim Leiter Forschung und Lehre anmelden. Die klinischen Beurteilungen aus der Zeit vor der Forschungsrotation müssen eine hohe Motivation des Mitarbeiters sowie gute praktische Leistungen und ein hohes Maß an Selbstorganisation ausweisen. Gleichzeitig muss ein detaillierter Forschungsantrag vorgelegt werden; falls erforderlich zusätzlich Tierschutzantrag, Ethikantrag, Finanzierungsplan.

Wissenschaftliche Arbeit beruht auf Grundprinzipien, die in allen Ländern und allen wissenschaftlichen Disziplinen gleich sind. Allen voran steht die Redlichkeit gegenüber sich selbst und anderen. Unredlichkeit kann in der Wissenschaft so wenig vollständig verhindert oder ausgeschlossen werden wie in anderen Lebensbereichen.

Die Sicherung guter wissenschaftlicher Praxis ist daher ein zentrales Anliegen und umfasst die folgenden Gundsätze:

- Allgemeinprinzipien wissenschaftlicher Arbeit, z. B. lege artis zu arbeiten
- Resultate zu dokumentieren
- alle Ergebnisse konsequent selbst anzuzweifeln
- strikte Ehrlichkeit im Hinblick auf die Beiträge von Partnern, Konkurrenten und Vorgängern zu wahren
- Zusammenarbeit und Leitungsverantwortung in Arbeitsgruppen, die Betreuung des wissenschaftlichen Nachwuchses
- die Sicherung und Aufbewahrung von Primärdaten und wissenschaftliche Veröffentlichung

Nach Genehmigung durch den Leiter Forschung und Lehre werden die zum erfolgreichen Projektabschluss erforderlichen Ressourcen freigegeben.

Nach 3 Monaten erfolgt ein schriftlicher Zwischenbericht, dessen Begutachtung über die Weiterfreistellung für die restlichen 3 Monate der Rotation entscheidet. Am Ende der Rotation wird die Publikation als Ergebnisbericht vorgelegt und im Rahmen der Montagmorgenfortbildung vorgestellt und diskutiert. Während dieser Zeit kann die weitere Teilnahme an Bereitschaftsdiensten erfolgen.

Quellen

- Neugebauer E, Mutschler W, Claes L. Von der Idee zur Publikation. Stuttgart: Thieme; 2004.
- Greenhalgh T. How to read a paper. London: BMJ Books; 2002.
- Day RA. How to write and publish a scientific paper. Westport: Greenwood; 2006.
- Beck-Bornholdt HP. Der Hund der Eier legt. Reinbek: Rowohlt; 2001.
- Verordnung über die Anwendung der guten klinischen Praxis bei der Durchführung von klinischen Prüfungen. Bundesgesbl. 2004 Nr. 42 v. 12.8.2004

Unabhängig von einer experimentellen Forschungsrotation besteht die Gelegenheit der Teilnahme an klinischen Studien als Prüfarzt.

Theoretisch/Praktische Fähigkeiten

	Datum	Unterschrift
24.1 Grundkenntnisse in Good Clinical Practice (GCP), Nomenklatur: CRO, LKP, Sponsor, Monitor, BOB, EK, EudraCT, CRF		
24.2 Kenntnisse der Pflichten eines Prüfarztes nach GCP		
24.2a Schutz der Patientenrechte, Aufklärung, Einschluss, Ausschluss		
24.2b Umgang mit Randomisierungsprozeduren		
24.2c Bedeutung des Prüfarztes für die Aussagekraft der Studiendaten		
24.2d Kontrolle der Studienmedikation		
24.2e Einhaltung des Prüfplans/Rücksprache CRO		
24.2f exakte Dokumentation Quelldaten und CRF		
24.2g Berichtspflichten, Zeitrahmen, AEs, SAe, SuSARs		

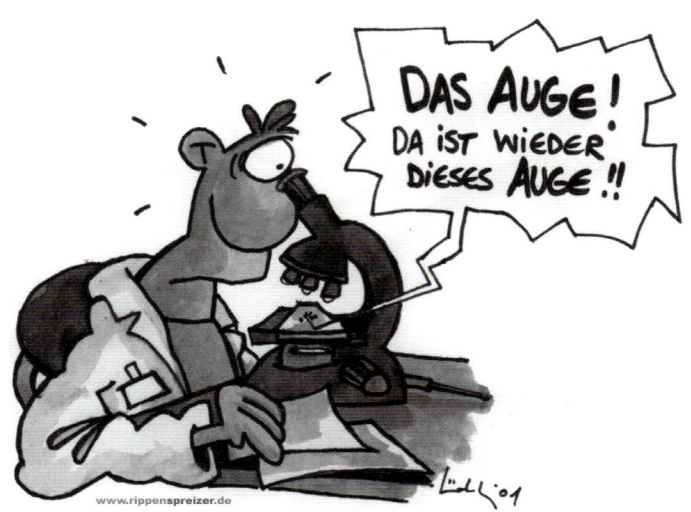

Wissenschaftliche Arbeitsgruppen der Klinik

Anästhesie

Thema: _____

Verantwortliche(r): _____

Eindruck (Output, Team, Thematik): 1 – 2 – 3 – 4 – 5 – 6

Regionalanästhesie

Thema: _____

Verantwortliche(r): _____

Eindruck (Output, Team, Thematik): 1 – 2 – 3 – 4 – 5 – 6

Intensivmedizin

Thema: _____

Verantwortliche(r): _____

Eindruck (Output, Team, Thematik): 1 – 2 – 3 – 4 – 5 – 6

Notfallmedizin

Thema: _____

Verantwortliche(r): _____

Eindruck (Output, Team, Thematik): 1 – 2 – 3 – 4 – 5 – 6

Schmerztherapie

Thema: _____

Verantwortliche(r): _____

Eindruck (Output, Team, Thematik): 1 – 2 – 3 – 4 – 5 – 6

Experimentell 1

Thema: _____

Verantwortliche(r): _____

Eindruck (Output, Team, Thematik): 1 – 2 – 3 – 4 – 5 – 6

Experimentell 2

Thema: _____

Verantwortliche(r): _____

Eindruck (Output, Team, Thematik): 1 – 2 – 3 – 4 – 5 – 6

Experimentell 3

Thema: _____

Verantwortliche(r): _____

Eindruck (Output, Team, Thematik): 1 – 2 – 3 – 4 – 5 – 6

Notizen

_____

_____

_____

_____

_____

_____

_____

_____

_____

25 Studentische Lehre (3.–5. Weiterbildungsjahr) fakultativ

◼◼ Beschreibung

In dieser fakultativen Rotation werden in einem einwöchigen Kurs Lehr- und Lern-methoden für die studentische Lehre unterrichtet.

Rotationsleiter/-in:

Name: _____

Pieper/Tel.: _____

◼◼ Voraussetzungen

Mitarbeiter/innen, die an dieser Weiterqualifikation interessiert sind, müssen ihr Interesse beim Leiter Forschung und Lehre anmelden. Die klinischen Beurteilungen aus der Zeit vor der Forschungsrotation müssen eine hohe Motivation des Mitarbei-ters sowie gute theoretische wie praktische Leistungen, ein hohes Maß an Kommu-nikations- und Teamfähigkeit sowie Interesse an der Lehre ausweisen.

◼◼ Vermittelte theoretische Fähigkeiten

	Datum	Unterschrift
25.1 Lehr- und Lerntheorien	_____	_____
25.2 Kommunikationstechniken	_____	_____
25.3 interdisziplinäre problem- und fallorientierte Herangehensweise an die fach-lichen Ausbildungsinhalte	_____	_____
25.4 Feedback-Techniken	_____	_____
25.5 Menschenführung	_____	_____
25.6 Prüfungs- und Bewertungsformen.	_____	_____

◼◼ Vermittelte praktische Fähigkeiten

25.7 Microteaching		
25.7a Vortragstechnik	_____	_____
25.7b Feedback-Techniken	_____	_____
25.8 Kommunikation	_____	_____
25.9 Fallschreiben	_____	_____
25.10 Selbsterfahrung in speziellen Unterrichtsformen		
25.10a Tutorien	_____	_____
25.10b Multistation	_____	_____
25.10c Fallseminare	_____	_____
25.10d Kleinstgruppenunterricht am Krankenbett	_____	_____
25.10e simulatorbasierte Trainingseinheiten	_____	_____

25.10f andere interaktive Lehrveranstaltungen

25.10g Problemtutorien

25.11 Selbsterfahrung in speziellen Prüfungsformen

25.11a OSCE

25.11b Triple jump

25.12 Falldiskussion und -supervision.

26 Neuroanästhesie (FA-Anwärter) fakultativ

Rotationsleiter/-in:

Name: _____

Pieper/Tel.: _____

■ Beschreibung

Am Ende des 4. Weiterbildungsjahres ist die Neuroanästhesie eine fakultative drei-monatige Rotation. Hier besteht die Möglichkeit, weiterführende klinische Erfahrungen im Fachgebiet Neuroanästhesie zu erhalten und dabei anhand von komplexen Fällen ein tieferes Verständnis der wissenschaftlichen Prinzipien zu erlernen.

■ Theoretische Lernziele

Datum   Unterschrift

Sie werden Ihr Hintergrundwissen in den folgenden Themengebieten erweitern:

26.1 Gehirnmetabolismus und Pathophysiologie des metabolischen Hirnschadens

26.2 Blutversorgung des Zerebrums und des Rückenmarks sowie Auswirkungen von Anästhetika und Hypotension

26.3 Physiologie der Liquorentstehung, -verteilung und -relation, intrakranielles Druckmonitoring und Techniken zur Reduzierung des Gehirnvolumens

26.4 transkranieller Doppler und intraoperative Möglichkeiten des neurophysiologischen Monitorings unter Berücksichtigung von evozierten Potentialen, Elektromyographie und EEG-Techniken (roh/prozessiert)

26.5 Volumentherapie bei neurochirurgischen Patienten

26.6 anästhesiologische Besonderheiten bei

26.6a supratentoriellen und infratentoriellen Operationen

26.6b zerebrovaskulären Operationen

26.6c Operationen an der Hypophyse

26.6d Operationen an Wirbelsäule und Rückenmark

26.6e Patienten mit schwerem Schädel-Hirn-Trauma

26.7 In dieser Rotation wird besonderer Wert gelegt auf funktionelle neurochirurgische Prozeduren sowie interventionelle radiologische Prozeduren, wie Angiographie, Notfallangiographie, Coiling.

26.8 Während die Lerninhalte der Neuroanästhesierotation im 3. und 4. Weiterbildungsjahr weitgehend übereinstimmen, wird vom Weiterbildungsassistenten im Weiterbildungsjahr dieser Rotation eine tiefer gehende Auseinandersetzung mit der Materie erwartet.

26.9 Zusätzlich zum Verständnis der fallspezifischen Anatomie, Physiologie und Pharmakologie soll in dieser Rotation die Fähigkeit trainiert werden, die durchgeführte Sammlung von Befunden und Zusammenhängen in einem Entscheidungsprozess umzusetzen.

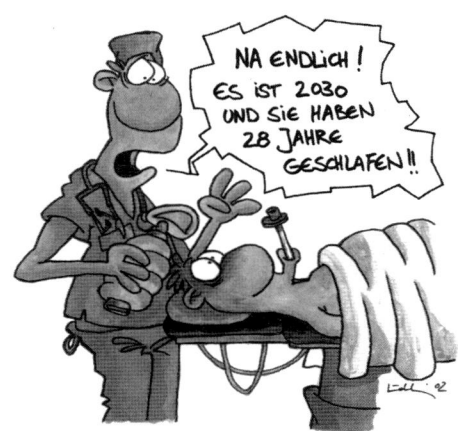

NA ENDLICH! ES IST 2030 UND SIE HABEN 28 JAHRE GESCHLAFEN!!

GEMEINE NARKOSEWITZE

Praktische Fähigkeiten

Ziel der Rotation ist es, dass der Auszubildende folgende Techniken perfektioniert:

26.10 anästhesiologisches Vorgehen bei unterschiedlichen Lagerungsverfahren: Rückenlage, Bauchlage, sitzende Position etc.

26.11 hämodynamisches Monitoring, arterielle Blutdruckmessung, zentrale Venenkatheter, unterschiedliche Zugangswege (V. anonyma, V. jugularis interna, V. subclavia)

26.12 Monitoring der Luftembolie.

Evaluation

Im täglichen Weiterbildungsgespräch wird der zuständige Facharzt überprüfen, inwiefern Sie sich auf den entsprechenden Fall vorbereitet haben und die Anästhesieführung gestalten. Sie werden nach der Rotation auf dem Evaluationsbogen der Klinik durch Ihren Ausbilder und einen weiteren Facharzt, mit dem Sie während dieser Rotation gearbeitet haben, beurteilt. Die Evaluation basiert auf dem Wissenszuwachs, den Sie im Hinblick auf die o. g. Lernziele erworben haben. Bitte evaluieren Sie diese Rotation und zumindest zwei Anästhesieausbilder, mit denen Sie während der Rotation zusammengearbeitet haben.

Quellen

- Cottrell JE, Smith DS. Anesthesia and neurosurgery. Philadelphia: Mosby; 2001.
- Marino PL. Das ICU-Buch. München: Urban & Fischer; 2002.
- Roewer N, Thiel H. Taschenatlas der Anästhesie. Stuttgart: Thieme; 2004.
- Stoelting RK, Dierdorf SF. Anesthesia and co-existing disease. New York: Churchill Livingstone; 2002.
- Schüttler J, Neglein J, Bremer F. Checkliste Anästhesie. Stuttgart: Thieme; 1999.
- Duke J. Anesthesia secrets. Philadelphia: Hanley & Belfus; 1996.
- Thiel H, Roewer N. Anästhesiologische Pharmakotherapie. Stuttgart: Thieme; 2003.
- Kochs E, Krier C, Buzello W, Schmucker P. Anästhesiologie. Stuttgart: Thieme; 2001.

27 Geburtshilfliche Anästhesie und Kreißsaal (FA-Anwärter) fakultativ

Beschreibung

Am Ende des 4. Weiterbildungsjahres können Sie eine dreimonatige Rotation in geburtshilflicher Anästhesie wählen. In dieser Rotation übernehmen Sie unter enger Supervision die anästhesiologische Versorgung für den Sectio-OP und den Kreißsaal.

Rotationsleiter/-in:

Name: _____

Pieper/Tel.: _____

Theoretische Fähigkeiten

Datum Unterschrift

Nach Abschluss der Rotation sollten Sie in der Lage sein:

27.1 die physiologischen Veränderungen in der Schwangerschaft und die Bedeutung für Gebärende mit angeborenen oder erworbenen Herzerkrankungen zu beschreiben

27.2 die Bedeutung und die anästhesiologischen Konsequenzen von maternaler Komorbidität zu kennen:

27.2a COPD

27.2b Hypertonie

27.2c (Gestations-)Diabetes

27.3 Kardiotokographiebefunde zu erheben und zu bewerten

27.4 das Anästhesiemanagement der folgenden geburtshilflichen Notfälle zu beschreiben:

27.4a Abort

27.4b Placenta praevia

27.4c Nabelschnurvorfall

27.4d vitale Bradykardie (maternal und fetal)

27.4.e Uterusatonie

27.5 Vor- und Nachteile der im Kreißsaal verfügbaren Lokalanästhetika zu beschreiben.

Praktische Fähigkeiten

Während der Rotation werden Sie in der Regel in der Lage sein:

27.6 alle Formen der Anästhesie und Analgesie im breiten Spektrum der Gebärenden durchzuführen.

27.7 die Weiterbildungsassistenten im 2. und 3. Weiterbildungsjahr unter der Supervision des zuständigen Bereichsleiters anzuleiten

27.8 mit der Rolle als Anästhesie-Teamleader und den hiermit zusammenhängenden Interaktionen mit dem geburtshilflichen Personal vertraut zu werden

27.9 auch in ausgesucht schwierigen Fällen Patienten, Familien, Kollegen anderer Fachbereiche und anderes Personal in allen Fragen im Zusammenhang geburtshilflicher Anästhesie zu beraten.

Evaluation

Sie werden nach der Rotation auf dem Evaluationsbogen der Klinik durch Ihren Ausbilder und einen weiteren Facharzt, mit dem Sie während dieser Rotation gearbeitet haben, beurteilt. Die Evaluation basiert auf dem Wissenszuwachs, den Sie im Hinblick auf die o. g. Lernziele erworben haben. Bitte evaluieren Sie diese Rotation und zumindest zwei Anästhesieausbilder, mit denen Sie während der Rotation zusammengearbeitet haben.

▬ Quellen

Es wird von Ihnen erwartet, dass Sie die in der chirurgisch/anästhesiologischen Bibliothek verfügbaren Handbücher nutzen.

- Datta S. Anesthetic and obstetric management of high-risk pregnancy. Berlin Heidelberg New York Tokyo: Springer; 2004.
- Van Zundert A, Ostheimer G. Pain relief & anesthesia in obstetric. New York: Churchill Livingstone; 1997.
- Benumof JL, Day L. Anesthesia and uncommon diseases. Philadelphia: WB Saunders; 1997.
- Kochs E, Krier C, Buzello W, Schmucker P. Anästhesiologie. Stuttgart: Thieme; 2001.

28 Kinderanästhesie (FA-Anwärter) fakultativ

▬ Beschreibung

Am Ende des 4. Weiterbildungsjahres können Sie eine dreimonatige Weiterbildung in pädiatrischer Anästhesie durchlaufen. Während dieser Zeit sollen Sie Sicherheit im Management komplexer Fälle, insbesondere von Frühgeborenen, aber auch aller anderen pädiatrischen Patienten erhalten.

Rotationsleiter/-in:

Name: _____

Pieper/Tel.: _____

▬ Theoretische Fähigkeiten

Datum   Unterschrift

Während der Rotation wird der Auszubildende in die Lage versetzt werden:

28.1   im Rahmen der Frühkonferenz in Form einer 10- bis 15-minütigen Präsentationn eine der folgenden Punkte diskutieren:

    28.1a   Fallbericht eines Kindernotfalls _____ _____

    28.1b   angeborene Zwerchfellhernie _____ _____

    28.1c   nekrotisierende Enterokolitis _____ _____

    28.1d   tracheoösophageale Fistel _____ _____

    28.1e   Omphalozele _____ _____

    28.1f   Gastroschisis _____ _____

    28.1g   Volvulus _____ _____

28.2   komplexe kinderchirurgische Fälle anästhesiologisch zu betreuen. _____ _____

▬ Praktische Fähigkeiten

Während der Rotation wird der Auszubildende in die Lage versetzt werden:

28.3   sicher periphere Venenpunktionen in allen Altersgruppen durchzuführen _____ _____

28.4   zentralvenöse Punktionen durchzuführen _____ _____

28.5   sicher die im Hause verwendeten Regionalanästhesieverfahren in allen Altersgruppen durchzuführen: Kaudalanästhesie, Epiduralanalgesie, Plexus- und periphere Nervenblockaden. _____ _____

▬ Evaluation

Sie werden nach der Rotation auf dem Evaluationsbogen der Klinik durch Ihren Ausbilder und einen weiteren Facharzt, mit dem Sie während dieser Rotation gearbeitet haben, beurteilt. Die Evaluation basiert auf dem Wissenszuwachs, den Sie im Hinblick auf die o. g. Lernziele erworben haben. Bitte evaluieren Sie diese Rotation und zumindest zwei Anästhesieausbilder, mit denen Sie während der Rotation zusammengearbeitet haben.

Quellen

Es wird von Ihnen erwartet, dass Sie die in der chirurgisch/anästhesiologischen Bibliothek verfügbaren Handbücher nutzen.

- Kretz FJ. Anästhesie bei Kindern. Berlin Heidelberg New York Tokio: Springer; 2005.
- Joehr M. Kinderanästhesie. Urban & Schwarzenberg; 2004.
- Katz J, Steward DJ. Anesthesia and uncommon pediatric diseases. Philadelphia: WB Saunders; 1993.

29 Außendienst (FA-Anwärter)

▬▬ Beschreibung

Sie werden zum Abschluss ihrer praktischen Anästhesieausbildung, nachdem Sie in der Regel die Anästhesieführerscheinstufe 6 oder 7 erreicht haben, eine dreimonatige Weiterbildung in Anästhesiebereichen durchlaufen, die keiner zentralen OP-Einheit unmittelbar angeschlossen sind. Während dieser Zeit sollen Sie Sicherheit im Management von Fällen außerhalb der unmittelbaren fachärztlichen Supervision erhalten. Diese Rotation dient dazu, Anästhesietechniken außerhalb der gewohnten Umgebung des Einleitungsraumes und des Operationssaals zu vermitteln. Sie müssen sich hier auf unterschiedliche wechselnde Umgebungen und Prozeduren bei Patienten aller Altersklassen einstellen und gleichzeitig den hohen Sicherheitsansprüchen des Operationssaals im Bezug auf Aufmerksamkeit, Qualität und klinisch indiziertem Monitoring gerecht werden. Diese Rotation stellt besondere Ansprüche an Ihre klinische Erfahrung.

Rotationsleiter/-in:

Name: _____

Pieper/Tel.: _____

▬▬ Theoretisch/Praktische Fähigkeiten

Während der Rotation wird der Auszubildende in die Lage versetzt werden:

Datum   Unterschrift

29.1   Unterschiede der apparativen und organisatorischen sowie abrechnungstechnischen Voraussetzung einer ambulanten tageschirurgischen Abteilung im Gegensatz zur stationären Versorgung aufzuzählen _____ _____

29.2   Grundzüge der Erlösberechnung der Anästhesie im ambulanten und teilstationären Sektor zu beschreiben _____ _____

29.3   die anästhesiologischen Spezifika und die Arbeitsschutzbedingungen der einzelnen Einsatzgebiete zu überblicken:

    29.3a   MRT _____ _____

    29.3b   CT _____ _____

    29.3c   Angiografie _____ _____

    29.3d   interventionelle Neuroradiologie _____ _____

    29.3e   Kinderzahnheilkunde _____ _____

    29.3f   Augenklinik _____ _____

    29.3g   Schockraum _____ _____

    29.3h   Kinderbronchoskopie _____ _____

    29.3i   Elektrokrampftherapie _____ _____

▬▬ Evaluation

Sie werden nach der Rotation auf dem Evaluationsbogen der Klinik durch Ihren Ausbilder und einen weiteren Facharzt, mit dem Sie während dieser Rotation gearbeitet haben, beurteilt. Die Evaluation basiert auf dem Wissenszuwachs, den Sie im

Hinblick auf die o. g. Lernziele erworben haben. Bitte evaluieren Sie diese Rotation und zumindest zwei Anästhesieausbilder, mit denen Sie während der Rotation zusammengearbeitet haben.

Quellen

- Longnecker DE, Tinker JH. Principles of anesthesiology. Philadelphia: Mosby; 1998.
- Kochs E, Krier C, Buzello W, Schmucker P. Anästhesiologie. Stuttgart: Thieme; 2001.
- Duke J. Anesthesia secrets. Philadelphia: Hanley & Belfus; 1996.
- Schüttler J, Biermann E. Der Narkosezwischenfall. Stuttgart: Thieme; 2003.
- Thiel H, Roewer N. Anästhesiologische Pharmakotherapie. Stuttgart: Thieme; 2003.

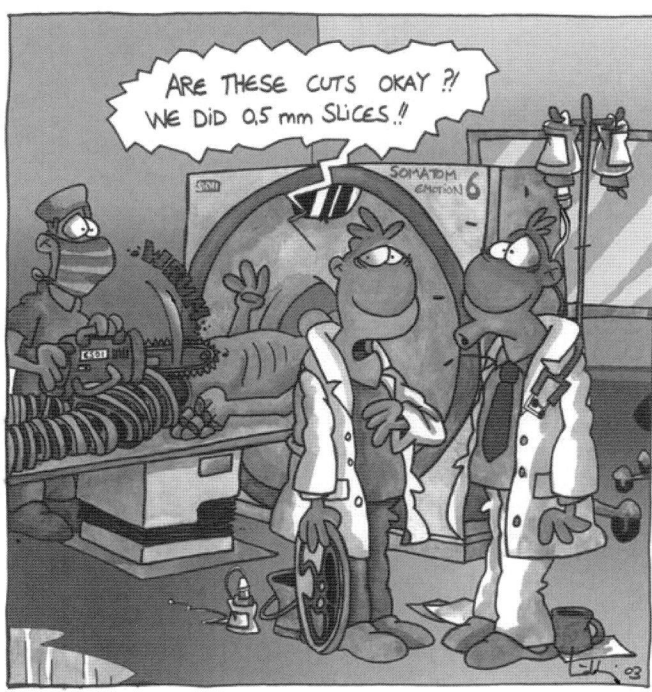

30 Rotationsübergreifende Wissensstandskontrolle nach 4 Jahren (spezieller Weiterbildungsteil)

▬ Beschreibung

Diese zweite größere rotationsübergreifende Einschätzung nach vierjähriger Weiterbilduung überprüft Ihre fachlich-inhaltliche Weiterentwicklung seit dem letzten Fachgespräch und Ihre Integration als Teammitglied in den klinischen Gesamtkontext. Hierzu werden auch die einzelnen Rotationsevaluationen herangezogen. Diese Gelegenheit kann wieder als Mitarbeitergespräch genutzt werden, mit der Ergebnisdiskussion der geschlossenen Zielvereinbarung und ggf. einer Weitervereinbarung. Das Ergebnis des Fachgesprächs wird schriftlich fixiert und mit Ihnen diskutiert. Eine Höhergruppierung im Anästhesieführerschein kann erfolgen und/oder eine Empfehlung zum gezielten weiteren Selbststudium.

3. Spezielle Anästhesie (3. und 4. Weiterbildungsjahr)

Im 3. und 4. Weiterbildungsjahr soll der Arzt die Prinzipien der Allgemein- und Regionalanästhesie sowie der postoperativen Schmerzbehandlung bei Patienten in allen Alters- und Risikostufen erlernen und Anästhesien bei Noteingriffen sowie speziellen operativen Eingriffen weitgehend selbständig fachgerecht durchführen. In Ergänzung des 1. Weiterbildungsabschnittes beinhaltet dies die anästhesiologische Versorgung polytraumatisierter Patienten, von Patienten mit unaufschiebbaren Eingriffen, Durchführung von Anästhesien im Bereich der Geburtshilfe, der Neurochirurgie, Kieferchirurgie, bei Kleinkindern und in der Neonatalchirurgie sowie Thorax-, Herz- und Gefäßchirurgie. Dies erfordert umfassende und spezielle Kenntnisse sowie praktische Erfahrungen bezüglich aller, im Sinne der Weiterbildungsordnung gängigen Verfahren der Allgemein- und Regionalanästhesie einschließlich Prophylaxe und Therapie der prä-, intra- und postoperativen Komplikationen sowie spezielle Kenntnisse auf dem Gebiet der Röntgendiagnostik, des EKG und bestimmter gebietstypischer Laboruntersuchungen, sachgerechte Erstellung und Bewertung der Befunde und die Einordnung der Befunde in das Krankheitsbild.

3.1 Spezielle Anästhesiekenntnisse in der operativen Medizin
3.1.1 Anästhesieverfahren in der Allgemein- bzw. Abdominalchirurgie. Hierzu zählen insbesondere folgende Kenntnisse und Fertigkeiten:
- Anästhesie bei Ileus
- bei transmediastinaler und thorakoabdominaler Ösophagusresektion, größeren Eingriffen am Gastrointestinaltrakt (Gastrektomie, abdominosakrale Rektumexstirpation, Pankreaschirurgie)
- Operation an der Leber (Leberteilresektion)
- Kenntnisse der „crush induction"
- die Aufrechterhaltung der Homöostase von Wasser-, Elektrolyt- und Säurebasenhaushalt, des Blutvolumens und des Plasmaeiweißgehaltes während dieser Eingriffe
- Kenntnisse der Auswirkungen des Kapnoperitoneums im Zusammenhang mit der minimal-invasiven Chirurgie.
3.1.2 Anästhesieverfahren in der Thoraxchirurgie
- seitengetrennte Intubation (mit fiberoptischer Kontrolle der Lage des Tubus)

Wissenstandskontrolle
(Prüfer: Chef/Weiterbildungsleiter)

Datum: _____

☐ bestanden
☐ nicht bestanden

Prüfer 1

Name: _____

Unterschrift: _____

Prüfer 2

Name: _____

Unterschrift: _____

Prüfungsgegenstand:

_____

_____

_____

_____

_____

Wiederholungprüfung

Datum: _____

☐ bestanden
☐ nicht bestanden

Unterschrift: _____

- Ein-Lungen-Anästhesie
- bronchoskopisches Absaugen und Kontrolle der Bronchien
- Umgang mit Pleuradrainagen
- Berücksichtigung der Konsequenzen der Seitenlagerung
- Kenntnisse der Beeinflussung der kardialen und pulmonalen Funktionen durch Lagerung und einseitige Beatmung der Lunge
- Kenntnisse der Anwendung spezieller Beatmungstechniken bei Thoraxoperationen

3.1.3 Anästhesieverfahren in der Traumatologie und Orthopädie
- Narkosetechniken bei Schwerstverletzten im Schockzustand
- spezielle Anästhesietechniken bei Operationen an der Wirbelsäule
- Besonderheiten der Anästhesieführung bei Bauchlagerung
- Indikationsstellung für Verfahren der Regionalanästhesie
- Techniken der Eigenblutspende und der isovolämischen sowie der maschinellen Autotransfusion
- hygienische Besonderheiten in der Traumatologie und Orthopädie.

3.1.4 Anästhesieverfahren im Rahmen geburtshilflicher und gynäkologischer Eingriffe
- spezielle Kenntnisse der Physiologie und Pathophysiologie der Atmung, der Hämodynamik, des Säure-Basen- und des Eiweißhaushaltes sowie des Gastrointestinaltraktes in der Schwangerschaft
- aortokavales Syndrom
- Anästhesieführung bei lebensbedrohlichen Komplikationen, wie Placenta-praevia-Blutung, vorzeitige Plazentalösung, Uterusruptur, Uterusatonie, Fruchtwasserembolie, schweren Gestosen, HELLP-Syndrom
- Kenntnisse der geburtshilflichen Überwachungsmethoden von Fetus und Wehentätigkeit
- Technik, Methoden und Besonderheiten der rückenmarksnahen Regionalanästhesieverfahren
- Besonderheiten der Allgemeinanästhesie bei Sectio caesarea
- Besonderheiten der Anästhesieführung in den ersten Schwangerschaftswochen unter Berücksichtigung der Wirkung von Anästhetika auf den Fetus
- Besonderheiten der Anästhesie bei großen gynäkologischen Eingriffen.

3.1.5 Besonderheiten der Anästhesie in der Urologie
- Erkennung und Behandlung des TUR-Syndroms, Erkennung einer Blasenperforation
- spezielle Anästhesieprobleme bei lang dauernden Eingriffen (Zystektomie, radikale Prostatektomie)
- Methoden der Regionalanästhesie
- Anästhesie bei Niereninsuffizienz
- Erkennung und Behandlung eines Pneumothorax (insbesondere bei Operationen von Nierentumoren)
- Anästhesie im hohen Alter
- Erkennung und Behandlung einer Beeinträchtigung des Kreislaufs und des pulmonalen Gasaustausches durch extreme Lagerungstechnik.

3.1.6 Besonderheiten der Anästhesie in der Gefäßchirurgie
- anästhesiologische Probleme bei Eingriffen an der Aorta
- Kombination der Periduralanästhesie mit Allgemeinanästhesie
- Kenntnisse der Auswirkungen der Ischämie der Organe auf Narkoseführung, Homöostase und Hämodynamik
- Grundkenntnisse der Ischämieprotektion
- Postperfusionsschaden und seine Behandlung
- anästhesiologische Probleme bei Operationen an hirnversorgenden Arterien
- Kenntnisse der Methoden einer kontrollierten Hypotension.

3.1.7 Besonderheiten der Anästhesie in der Ophthalmologie
- Anästhesiemethoden bei Schieloperationen, Keratoplastik sowie perforierenden Augenverletzungen

- Kenntnisse der Auswirkungen und Vorbeugung des okulokardialen Reflexes
- Prophylaxe und Therapie der intraorbitalen und bulbären Druckerhöhung
- Technik und Komplikationen der retrobulbären Anästhesie.

3.1.8 Besonderheiten der Anästhesie in der Hals-Nasen-Ohrenheilkunde und Kieferchirurgie
- Anästhesieführung bei ausgedehnten Larynxoperationen, verbunden mit einer Tracheostomie
- Kenntnisse der verschiedenen Techniken einer nasalen Intubation einschließlich der blindnasalen Intubation
- Besonderheiten der Anästhesie bei Anwendung der Lasertechnik
- Anästhesietechnik bei großen Tumoroperationen in der Kieferchirurgie
- Jet-Ventilatilation, Indikation, Durchführung, Gefahren
- Anästhesieführung bei Kieferabszessen
- Besonderheiten der Narkoseführung bei Epiglottitis und subglottischer Stenose
- Besonderheiten der Narkoseführung bei Adenotomien, Tonsillektomien, Eingriffen an Mittelohr, Nase und Nasennebenhöhlen; operative Versorgung von Gesichts- und Kieferverletzungen

3.1.9 Besonderheiten der Anästhesieführung und der perioperativen Behandlung bei kinderchirurgischen Eingriffen
- Anästhesietechnik bei Kindern unter 2 Jahren, Besonderheiten der Intubationstechnik und des Anästhesiezubehörs (Wahl der Tubusgröße, Prophylaxe und Therapie des Postintubationsstridors, Prophylaxe und Therapie der Aspiration)
- Temperaturregulation
- Verfahren der Regionalanästhesie
- Besonderheiten der Anästhesie bei Früh- und Neugeborenen (mangelnde Ausreifung wesentlicher Organsysteme: Leber, Niere), Besonderheiten der Hämodynamik, der Atmung und der Nierenfunktion
- Dosierung von Pharmaka und Flüssigkeiten
- Technik sowie Gefahren und Komplikationen venöser und arterieller Punktionen
- Prävention, Diagnostik und Therapie der malignen Hyperthermie

3.1.10 Spezielle Probleme und Gefahren der Anästhesie bei ambulanten Eingriffen
- Einhaltung aller vorgeschriebenen anästhesiologischen Sorgfaltsregeln, Aufklärung des Patienten, Bereitstellung des notwendigen Anästhesiezubehörs
- Organisation der perioperativen Betreuung ambulanter Patienten, insbesondere Sicherstellung der postoperativen Nachsorge
- Kenntnis der Kontraindikationen für die Durchführung von ambulanten Anästhesien

3.1.11 Probleme der Anästhesie bei neurochirurgischen Eingriffen
- Anästhesie bei Trepanation der vorderen und hinteren Schädelgrube zur Entlastung sub- und/oder epiduraler Hämatome
- Ätiologie und Mechanismen der Entstehung des erhöhten Hirndruckes
- Anästhesie bei Patienten mit erhöhtem Hirndruck (insbesondere bei raumfordernden Prozessen)
- Diagnose, Messung und Behandlung des erhöhten Hirndruckes
- Prophylaxe und Erkennung einer Luftembolie
- Anästhesieprobleme bei Operationen im Bereich des Rückens
- Kontrollierte Hypotension
- Grundkenntnisse neurophysiologischer Überwachungsmethoden (z. B. EEG, evozierte Potentiale)

3.1.12 Spezielle Probleme in der Anästhesie für Operationen am Herzen
- Koronarchirurgie und Chirurgie der Herzklappen erfordern spezielle Kenntnisse der Physiologie und Pathophysiologie von Herz- und Kreislauf, der Erhaltung des Gleichgewichts zwischen myokardialem Sauerstoffangebot

und Sauerstoffbedarf, verschiedener Messgrößen der Hämodynamik einschließlich der näheren Interpretation und therapeutischen Konsequenz.

- Die Durchführung einer Anästhesie für Operationen am Herzen mit Anwendung der extrakorporalen Zirkulation gehört nicht zum Inhalt der praktischen Weiterbildung in der Anästhesiologie. Die universitären und außeruniversitären Krankenhäuser, die eine herzchirurgische Abteilung unterhalten, vermitteln den in der Weiterbildung befindlichen Anästhesisten im Rahmen ihrer 5-jährigen Weiterbildungszeit Kenntnisse auf diesem Gebiet der Anästhesie.
- Dazu gehören u. a. Kenntnisse der Führung der extrakorporalen Zirkulation, der Hämodilution, der Hypothermie, der Prinzipien der Myokardprotektion, Prinzipien der Anwendung von transvenösen und transthorakalen Schrittmachern, Katheterisierung der Pulmonalarterie und Therapie der Myokardischämie.

4. Spezielle Kenntnisse

4.1 Pathophysiologie von obstruktiven und restriktiven Atemstörungen und Techniken ihrer Behandlung mit Hilfe einer Atemtherapie

4.2 interdisziplinäre Therapie von Schmerzzuständen mit Betonung des Fachgebietes Anästhesiologie. Hierzu gehören:

- physiologische und pathophysiologische sowie anatomische und biochemische Grundlagen des Schmerzes
- Anamneseerhebung und Untersuchungstechniken (z. B. körperliche Untersuchung, psychologische Erhebungsmethoden, quantitative Schmerzmessung)
- epidemiologische Grundlagen, Klassifikation des Schmerzes, Nomenklatur, Schmerzanalyse, Dokumentation der Schmerzsyndrome
- pharmakologische Grundlagen (z. B. Lokalanästhetika, Opioide, nichtopioide Analgetika, nichtsteroidale Antiphlogistika, Antidepressiva, Antikonvulsiva, Kortikoide, Adjuvanzien)
- Behandlungstechniken zur akuten postoperativen Schmerztherapie (rückenmarksnahe Lokalanästhesie und epidurale Opioidapplikation, PCA, Infusionsanalgesie, intrapleurale Analgesie etc.)
- akute postoperative schmerztherapeutische Verfahren bei Kindern (Kaudalanästhesie, Periduralanästhesie, Spinalanästhesie etc.). Behandlungstechniken:
- Sympatikusblockade, TENS, Akupunktur, rückenmarksnahe Blockaden, neurolytische Blockaden, Gegenirritation, physikalische Therapie, psychosoziale und psychosomatische Behandlungsverfahren, intrathekale und epidurale Opiatapplikation bei z. B. folgenden Schmerzkrankheitsbildern: Tumorschmerzen, neuropathischen Schmerzen (Herpes Zoster, Polyneuropathie), sympathischer Reflexdystrophie, Erkrankungen der Wirbelsäule und des Bewegungsapparates, algogene und/oder medikamenteninduzierte psychische Störungen, Kopf- und Gesichtsschmerz, Schmerzen bei Erkrankungen des zentralen Nervensystems, viszerale Schmerzen, Ischämieschmerzen, Arthralgie)
- Grundlagen der interdisziplinären Zusammenarbeit.

4.3 Diagnostik von Störungen des Reizbildungs- und Reizleitungssystems, der Myokardischämie, der Hypertrophie

4.4 Kenntnisse in der Röntgendiagnostik der Thoraxorgane

- Erkennen von Pneumothorax, Pleuraergüssen, Atelektasen, Lungenödemen, infiltrativen Lungenveränderungen, Lungentumoren, Rippenfrakturen und Lokalisation von Thoraxdrainagen

- Erkennung von Veränderungen der Herzkonfiguration
- Erkennung von Mediastinaltumoren und Verschiebungen der Trachea
- Erkennung der Lage von intravasalen Kathetern und ihre Beurteilung.

4.5 Kenntnisse der Lungenfunktionsdiagnostik

- Durchführung und Interpretation einer Lungenfunktionsprüfung (Vital-kapazität, Sekundentest, Ermittlung der Atemwegswiderstände und Com-pliance) einschließlich der Beurteilung einer Blutgasanalyse

4.6 Kenntnisse in der Durchführung von Laboruntersuchungen

- Blutbild einschließlich Hämoglobin und Hämatokrit
- Vielfachanalyse und ihre Interpretation
- Bestimmung des Blutzuckers und Zuckers im Urin
- Blutgasanalyse
- Bestimmung von Elektrolyten
- Bestimmung wichtiger Blutgerinnungsparameter
- Osmo-, Onkometrie.

4.7 Kenntnisse in den Grundlagen des Transfusionswesens

- Blutgruppensysteme, Behandlung mit Blut, Blutbestandteilen und gerin-nungsaktiven Produkten
- fremdblutsparende Verfahren, deren Indikation, Durchführung und Über-wachung
- Eigenblutspende
- Handhabung der intraoperativen Autotransfusion etc.

4.8 Kenntnisse der Behandlung von Vergiftungen

- Magensondierung und Spülung
- Anwendung der extrakorporalen Hämofiltration
- Überwachung der Hämodialyse
- Grundkenntnisse der Toxikologie von Barbituraten, Benzodiazepinen, Di-gitalispräparaten, Pflanzenschutzmitteln u. a.

5. Notfall- und Rettungsmedizin

Hierzu zählen zahlreiche Kenntnisse und Fähigkeiten, die der Anästhesist im Rah-men seiner Weiterbildung erwirbt, die er perioperativ bei vorgeschädigten Patien-ten, bei Komplikationen oder Zwischenfällen einsetzt, bei denen die Stabilisation gestörter Funktionen aus unterschiedlichen Ursachen notwendig ist (s. dazu Ziff. 2.1.2, 2.1.4, 2.1.7, 2.1.9, 2.4.1–2.4.5, 2.5.3, 2.6.3, 2.6.4, 4.3, 4.8).

Weiter zu nennen sind:

- innerklinischer Transport von Notfallpatienten
- Prioritäten bei der Erstversorgung polytraumatisierter Patienten
- Triage
- Sofortmaßnahmen bei kardial, zirkulatorisch und respiratorisch ausgelösten Notfällen und Vergiftungen.

Dazu kommen Kenntnisse und praktische Erfahrungen als Notarzt sowie der Erwerb des Fachkundenachweises „Rettungsdienst". Sie gehören jedoch nicht zum Inhalt der Weiterbildung in der Anästhesiologie (nicht obligatorisch).

31 Nichtspezielle Intensivmedizin (5. Jahr)

Beschreibung/Basisanforderungen

Die Rotation auf der Intensivtherapiestation gibt Ihnen im 5. Weiterbildungsjahr eine Vertiefung der in der Basisrotation vermittelten Lehrinhalte. Sie stellt für Sie eine besondere psychische, physische und intellektuelle Herausforderung am Ende Ihrer anästhesiologischen Weiterbildung dar; ergeben sich doch im Rahmen der Intensivtherapie ganz andere Sicht- und Herangehensweisen an unterschiedliche Themenkomplexe. Diese mindestens 12-monatige Rotation besteht zunächst aus der Teilnahme am Schichtfrühdienst, bestehend aus Visiten und Ausbildungsgesprächen sowie Weiterbildung durch aktuelle Literatur. Mit wachsender intensivmedizinischer Erfahrung werden Sie in der Regel nach 2–4 Monaten in solchen Schichten (Wochenend-, Spät-, oder Nachtschicht) eingesetzt, in denen Sie zunehmend mehr unmittelbare Therapieverantwortung übernehmen.

Visiten am Krankenbett bieten für Sie die beste Gelegenheit, intensivmedizinische Therapieprinzipien zu erlernen. Täglich stehen zwei Visiten für Sie auf dem Plan. Fachspezifische Visiten, wie traumatologische, allgemeinchirurgische, neurochirurgische, radiologische oder mikrobiologische Visiten runden das Bild ab und geben Gelegenheit, spezielle Fragen mit den Fachvertretern zu erörtern.

Diese Empfehlung stellt die Basisanforderungen an die Qualifikation des Arztes in der Intensivmedizin beim Erwachsenen und beim Kind dar und ist unabhängig von fachspezifischen Festlegungen. Die Weiterbildungsziele orientieren sich an den Empfehlungen der European Society of Intensive Care (ESICM) und der European Union of Medical Specialists (UEMS).

Rotationsleiter/-in:

Name: _____

Pieper/Tel.: _____

Datum	Unterschrift

31.1 Spezielle Kenntnisse und praktische Erfahrungen auf Gebieten der Überwachung und Messung von Vitaldaten (Monitoring)

31.2 spezielle Kenntnisse und praktische Erfahrungen in der kardiopulmonalen respektive zerebralen Wiederbelebung:

    31.2a akute Phase der Wiederbelebung

    31.2b Überwachung und Behandlung der Folgeschäden

    31.2c Post Resuscitation Care

31.3 spezielle Kenntnisse und praktische Erfahrungen in der Pathologie, Pathophysiologie, Diagnostik und Behandlung der Funktionsstörungen lebenswichtiger Organsysteme

Funktionssysteme des Organismus:

    31.3a Herzkreislaufsystem:

        ▪ akute und chronische Herzinsuffizienz

        ▪ koronare Insuffizienz, Herzrhythmusstörungen

        ▪ akute Hypertension

    31.3b Atmungssystem:

        ▪ akute respiratorische Insuffizienz

        ▪ Aspiration und deren Folgen

- Folgen von Hypoxie und Hypo-/Hyperkapnie
- Barotrauma, Volutrauma
- mechanische Beatmung, deren Überwachung und Steuerung
- Kenntnisse über druck- und -volumenkontrollierte mechanische Beatmung (IPPV, CPPV, IMV, PEEP, CPAP, assistierte Spontanatmung)
- Beatmung: Indikationen, Einstellungen, Komplikationen
- Entwöhnung (Weaning)

31.3c   Zentralnervensystem und peripheres Nervensystem:

- Bewusstseinsstörungen, Komagraduierung, Hirntod
- intrakranielle Drucksteigerung
- zerebrale Krampfanfälle
- akute zerebrovaskuläre Erkrankungen, einschließlich Blutungen
- akute Querschnittssyndrome
- akute psychische Reaktionen

31.3d   Nierenfuktion

- akute Niereninsuffizienz

31.3e   Wasser-, Elektrolyt- und Säure-Basen-Haushalt

31.3f   Stoffwechsel

- akute Stoffwechselstörungen
- akute endokrinologische Störungen und Krisen
- Postaggressionsstoffwechsel
- Ernährungsprobleme
- enterale und parenterale Ernährung

31.3g   hämatologisches System

- akute Blutgerinnungsstörungen
- Transfusion von Blut und Blutkomponenten
- Folgen der Immunsuppression

31.3h   akute lebensbedrohliche Krankheitsbilder und -schädigungen (Schwerpunkte abhängig von fachspezifischen Festlegungen)

- Schock und Organversagen: verschiedene Schockformen
- Sepsis
- Multiorganversagen
- thorakale Notfälle, z. B. Pneumohämatothorax, Lungenembolie
- akuter Myokardinfarkt
- akutes Abdomen
- Ileus, Perforationen
- innere Blutungen
- anaphylaktische Reaktion
- Intoxikationen

- Trauma (SHT, Abdominaltrauma, Polytrauma)
- Peritonitis

31.3i Infektionen

- aerobe und anaerobe Infektionen
- Virus- und Pilzinfektionen
- noskomiale Infektionen
- Sepsis
- Peritonitis, Abszesse

31.4 spezielle Kenntnisse, Erfahrungen und Fertigkeiten in intensivmedizinischen Verfahren

31.4a Mess- und Überwachungstechnik, inkl. bildgebende Verfahren

31.4b apparative Beatmung und deren Folgezustände

31.4c weitere Verfahren:

- Intubation oro-/nasotracheal
- enterale und parenterale Ernährung
- Infusions-, Transfusions- und Blutersatztherapie
- gastrointestinale Sonden
- Blasenkatheter
- arterielle und venöse Katheter inklusive Pulmonaliskatheter
- Analgosedierung
- einschlägige Laborverfahren, inkl. Blutgasanalyse
- Bronchoskopie (ausgenommen Pädiatrie)
- Pleurapunktion/Pleuradrainage
- Defibrillation/Elektrostimulation des Herzens
- kardiale Unterstützungssysteme
- Transport von Intensivpatienten

31.5 Kenntnisse in der Indikationsstellung zum temporären Organersatz

31.6 Kenntnisse in der Intensivpflege

31.7 spezielle Kenntnisse über krankenhaushygienische, betriebliche und organisatorische sowie rechtliche und ethische Aspekte der Intensivmedizin.

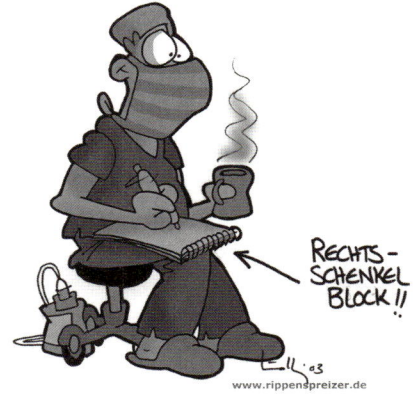

RECHTS-
SCHENKEL
BLOCK!!

www.rippenspreizer.de

Quellen

Journale:
- Current Opinion in Intensive Care Medicine
- Critical Care Medicine
- Intensive Care Medicine
- American Journal of Respiratory and Critical Care Medicine
- Der Anaesthesist
- AINS
- Anästhesiologie und Intensivmedizin

Bücher:
- Van Aken H, Reinhardt K, Zimpfer M. Intensivmedizin. Stuttgart: Thieme; 2000.
- Abdulla W. Praxisbuch Interdisziplinäre Intensivmedizin. München: Urban & Fischer; 2001.
- Parrillo JE, Bone RC. Critical care medicine. Amsterdam: Elsevier; 1995.
- Harrison TR, Stone RM. Harrison's Principles of Internal Medicine, 2nd vol. New York: McGraw-Hill; 2004.
- Heck M, Fresenius M. Repetitorium Intensivmedizin. Berlin Heidelberg New York Tokio: Springer; 2001.
- Eckart J, Forst H, Buchardi H. Intensivmedizin. Landsberg: Ecomed; 2003.
- Becker HF, Schönhofer B, Buchardi H. Nicht-Invasive Beatmung. Stuttgart: Thieme; 2004.
- Gyr NE, Schoenberger RA, Haefeli WE. Internistische Notfälle. Stuttgart: Thieme; 2003.
- Marino PL. Das ICU-Buch. München: Urban & Fischer; 2002.
- Oczenski W, Andel H, Werba A. Atmen – Atemhilfen, Atemphysiologie und Beatmungstechnik. Stuttgart: Thieme; 2005.
- Pearsons PE. Critical care secrets. Philadelphia: Hanley & Belfus; 2002.
- Silbernagl S, Despopoulos A. Taschenatlas der Physiologie. Stuttgart: Thieme; 2003.
- Silbernagl S, Lang F. Taschenatlas der Pathophysiologie. Stuttgart: Thieme; 2005.
- Leuwer M, Schürmeier TH, Trappe HJ. Checkliste interdisziplinäre Intensivmedizin. Stuttgart: Thieme; 2004.
- Greim CA, Roewer N. Transösophageale Echokardiographie. Stuttgart: Thieme; 2004.
- Mewis C, Riessen R, Spyridopoulos I. Kardiologie compact. Stuttgart: Thieme; 2003.
- De Lange S, van Aken H, Burchardi H. European Society of Intensive Care Medicine Statement. Intensive care medicine in Europe – structure, organisation and training guidelines of the Multidisciplinary Joint Committee of Intensive Care Medicine (MJCICM) of the European Union of Medical Specialists (UEMS). Intensive Care Med. 2002; 28: 1505–1511
- Helfaer MA, Haupt MT, Horst HM et al. American College of Critical Care Medicine. Guidelines for critical care medicine training and continuing medical education. Crit Care Med. 2004; 32: 263–272

Vorlesungsscripts:
- www.anaesthesie-dresden.de → Lehre → Scripten

Zusätzlich zu den allgemeinen, internationalen Weiterbildungsrichtlinien im Bereich der Intensivmedizin sind Empfehlungen der DGAI im Folgenden aufgeführt.

Die Empfehlung zum Weiterbildungsnachweis zur Erlangung der Bezeichnung Fachärztin/Facharzt für Anästhesiologie der Deutschen Gesellschaft für Anästhesiologie und Intensivmedizin sieht am Ende der intensivmedizinischen

Weiterbildung im 5. Weiterbildungsjahr ein Fachgespräch über die Inhalte dieses Weiterbildungsteiles vor.

6. Grundlagen und Techniken der nichtspeziellen Intensivmedizin des Gebietes Anästhesiologie

Im Rahmen des auf 12 Monate erweiterten Anteils der nichtspeziellen Intensivtherapie sollen während der Weiterbildung Kenntnisse der Funktion aller Organsysteme, ihrer gegenseitigen Beeinflussung sowie der Genese der Diagnostik und Therapie ihrer Störungen gleichzeitig mit den zur Diagnostik und Therapie notwendigen praktischen Fähigkeiten erworben werden. Die Weiterbildungsordnung stellt hier „das Erlernen der pathophysiologischen Grundlagen und Techniken der Intensivtherapie mit der Aufrechterhaltung und Wiederherstellung der vitalen Funktionen einschließlich der pathophysiologischen Grundlagen und Techniken der Infusionsbehandlung" in den Vordergrund.

Hierzu gehören:

6.1   Kenntnisse der Konstruktion und Funktion von Beatmungsgeräten sowie aller in der Intensivmedizin benutzten Geräte (Monitore, Infusionspumpen, Geräte zur Hämofiltration und Hämodialyse u. a.) einschließlich der Techniken der Befeuchtung der Beatmungsluft

6.2   Kenntnisse über Indikationen und Anwendung der verschiedenen Methoden der Langzeitbeatmung

6.3   Diagnostische und therapeutische Bronchoskopie

6.4   Kenntnisse und Fertigkeiten in der Durchführung der intravenösen Flüssigkeitstherapie einschließlich der parenteralen und enteralen künstlichen Ernährung

6.5   Behandlung der Folgen des Postaggressionsstoffwechsels

6.6   Erkennung und Behandlung eines akuten Lungenversagens verschiedener Genese sowie des Versagens anderer vitaler Organe

6.7   Therapie von Blutgerinnungsstörungen mit Blut und Blutkomponenten (akute und chronische Blutgerinnungsstörungen, Verbrauchskoagulopathie, Defektkoagulopathie, Antikoagulationsthrombolyse, therapeutische Fibrinolyse)

6.8   Einsatz und Durchführung von Entwöhnungsmethoden nach Langzeitbeatmung

6.9   Analgesie- und Sedierungsmethoden in der Intensivtherapie

6.10   Kenntnisse der Pharmakologie spezieller, auf der Intensivtherapiestation verwendeter Medikamente, insbesondere kreislaufwirksamer Medikamente

6.11   Kenntnisse spezieller Lagerungstechniken von langzeitbeatmeten Patienten

6.12   Kenntnisse in der Mikrobiologie und Antibiotikatherapie der am häufigsten auftretenden Infektionen

6.13   Hygienemaßnahmen auf der Intensivtherapiestation

6.14   Besonderheiten der Behandlung von Polyneuropathien

6.15   Besonderheiten der Behandlung eines Tetanuskranken

6.16   Besonderheiten der Behandlung polytraumatisierter/neurotraumatologischer Patienten

32 Wissensstandskontrolle nach Abschluss der Weiterbildung (Facharztvorprüfung)

Nach Abschluss der Intensivrotation haben Sie alle für die Facharztqualifikation geforderten theoretischen und praktischen Fähigkeiten erworben. Vor Anmeldung zur Facharztprüfung bei der Landesärztekammer wird ein drittes rotationsübergreifendes Fachgespräch auf dem Niveau der Facharztprüfung geführt.

Das Ergebnis des Fachgesprächs wird schriftlich fixiert und mit Ihnen diskutiert. Eine Höhergruppierung im Anästhesieführerschein kann erfolgen. Zur gezielten Prüfungsvorbereitungen werden ggf. Leseempfehlungen ausgesprochen.

Im Anschluss kann wieder ein Mitarbeitergespräch geführt werden, gerade im Hinblick auf Ihre persönlichen Perspektiven an dieser Klinik als Facharzt.

Prüfungsgegenstand

_____

_____

_____

_____

_____

_____

_____

_____

_____

_____

_____

_____

_____

_____

Wissenstandskontrolle
(Prüfer: Chef/Weiterbildungsleiter)

Datum: _____

☐ bestanden
☐ nicht bestanden

Prüfer 1

Name: _____

Unterschrift: _____

Prüfer 2

Name: _____

Unterschrift: _____

Wiederholungsprüfung

Datum: _____

☐ bestanden
☐ nicht bestanden

Unterschrift: _____

33 Dresdner Weiterbildungs-curriculum

Das Dresdner Weiterbildungskonzept unterteilt sich in ein Basiskonzept (Kap. 33.1) für die Mitarbeiter im ersten Jahr der ärztlichen Tätigkeit in der Anästhesie und in ein Folgecurriculum bis zur Facharztreife (Kap. 33.2). Hinzu kommen weitere Fortbildungsveranstaltungen und Arbeitsgruppen (Kap. 33.3). Die Verteilung der Veranstaltungen über die Woche ist exemplarisch dargestellt (Abb. 33.1).

Grundsätzlich erfordert ein solches Curriculum das gemeinsame Interesse aller Mitarbeiterinnen und Mitarbeiter an einer effektiven Weiter- und Fortbildung. Dabei lohnt sich der persönliche Einsatz aller Beteiligter, da eine effektive Weiter- und Fortbildung einen hohen Qualitätsstandard nach sich zieht, insbesondere wenn ein regelmäßiges Feedback entsprechend einer modernen Mitarbeiterführung in beide Richtungen (bottom → up/top → down) erfolgt.

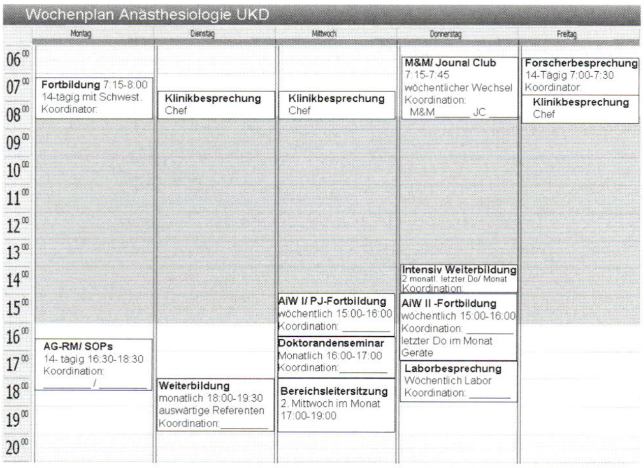

Abb. 33.**1**   Zeitliche Einteilung lt. Plan.

33.1   Vorträge oder problemorientierte Falldiskussionen für Neu- und Quereinsteiger in die Anästhesie

Lernziel: Die Ärzte im ersten Jahr der anästhesiologischen Weiterbildung sollen sowohl einen Überblick über angewandte Grundlagenwissenschaften als auch über die klinische Anästhesie erhalten.

Es werden insgesamt 33 Themen, verteilt über das Jahr, in einer wöchentlichen Fortbildung besprochen, die mittwochs zwischen 15:00 und 16:00 Uhr stattfindet. Es wird erwartet, dass die Zielgruppe an diesen Weiterbildungen teilnimmt. Alle Neuanfänger werden bei Dienstantritt einem Tutor zugeordnet, der sie in fachlichen und organisatorischen Fragen beraten kann. Als fachliche Qualifikation für Tutoren wird ein dem europäischen Diplom für Anästhesie und Intensivmedizin vergleichbarer Kenntnisstand vorausgesetzt. Der Weiterbildungsleiter der Klinik koordiniert diese Weiterbildungsveranstaltung. In Universitätskliniken und akademischen Lehrkrankenhäusern eignet sich diese Veranstaltung auch für Studierende im praktischen Jahr. Am Ende des Basiscurriculums steht eine Prüfung, die sich auf die theoretischen und praktischen Lerninhalte der Basisrotation im ersten Jahr bezieht.

Basiscurriculum

Nr.	Datum	Titel der Veranstaltung	Referent/Tutor
1.		Präoperative Evaluation	
2.		Bedeutung von Nebenerkrankungen	
3.		Prämedikation	
4.		Basis der kardiovaskulären Physiologie	
5.		Hygienevorschriften und Richtlinien bei HIV und Tuberkulose	
6.		Basis der respiratorischen Physiologie	
7.		Basis – Monitoring	
8.		Basis – Pharmakokinetik und -dynamik	
9.		Das Beatmungsgerät – Prinzipien, Überprüfung	
10.		Beatmungssysteme	
11.		Anästhesierelevante Physik	
12.		Anwendung Oxymetrie, Kapnografie, Anemometrie	
13.		Narkosegasverdampfer, FGE, Low Flow	
14.		Pharmakologie von Inhalationsanästhetika	
15.		Lagerungsverfahren	
16.		Airway-Management	
17.		Neuromuskuläre Übertragung, Physiologie u. Pharmakologie	
18.		Pharmakologie von Narkotika	
19.		Pharmakologie anästhesierelevanter Medikamente	
20.		Volumen-/Katecholamintherapie	
21.		Kardiopulmonale Reanimation (ACLS)	
22.		Lokalanästhetika	
23.		Regionalanästhesie	
24.		Probleme im Aufwachraum	
25.		Säure-Basen- und Elektrolythaushalt	
26.		Transfusion und Gerinnungspräparate	
27.		Der Narkosezwischenfall, Rechte/Pflichten	
28.		Wo liegt der Unterschied bei Kindern – Übersicht über Kinderanästhesie	
29.		Überblick über gynäkologische Anästhesie	

Nr.	Datum	Titel der Veranstaltung	Referent/Tutor
30.		Drogenabhängigkeit bei Ärzten	
31.		Anästhesieaufbau für schwierige Fälle	
32.		Qualitätsmanagementprozess – Übersicht	
33.		Medizinproduktegesetz, Betreiberverordnung, Sicherheitsplan-verordnung, BÄK QS-Labor	
34.		Anästhesieprüfung	

33.2   Curriculum für fortgeschrittene Ärztinnen und Ärzte in Weiterbildung zum Facharzt für Anästhesiologie

Zur kontinuierlichen Weiterbildung finden Sie hier ein Curriculum, um Themen in speziellen Anästhesiebereichen detailliert zu diskutieren. Dieses Weiterbildungs-curriculum ist auf 3 Jahre ausgelegt. Für jede Subspezialität werden Sektionsver-antwortliche benannt, die in diesem Bereich besonders ausgewiesen sind. Sie sind verantwortlich für die Organisation der Weiterbildungsblocks in ihren Subspeziali-täten und organisieren die Referenten ihrer Sektionen selbständig. Auf der Basis des hier vorliegenden Curriculums machen sie regelmäßig Vorschläge zur Revision des Themenplanes. Die Themen können je nach Eignung – und Rücksprache mit dem Weiterbildungsleiter – als Vorlesung, Seminare oder interaktive Falldiskussionen bearbeitet werden.

Die Teilnahme der Weiterbildungsassistenten an diesen Fortbildungen wird erwartet, ebenso wie die inhaltliche Vorbereitung auf das Thema. Zur Verteilung von Material stehen E-Mail, Intranet etc. zur Verfügung. Soweit möglich, werden die Weiterbildungsassistenten von ihren Pflichten im Operationssaal für den Besuch dieser Fortbildung entbunden. Die Fortbildung findet donnerstags von 15:00 bis 16:00 Uhr statt, einzelne sehr allgemeine Themen werden in der Montagsfortbil-dung, sehr spezielle Themen in der Bereichsrotation abgehandelt.

Sektion 1 – Lunge

Sektionsverantwortliche/-r:

	Datum	Thema	Tutor
1.		Kapnografie-Oxymetrie	
2.		Hypoxämie-Mechanismen des O_2- und CO_2-Transports	
3.		HPV und Ein-Lungen-Anästhesie	
4.		Anästhesie und obstruktive Lungenkrankheit	
5.		Blutgasanalyse und Lungenfunktion	
6.		ARDS	
7.		Aspiration/Pneumonie	
8.		Bronchodilatatoren	

	Datum	Thema	Tutor
9.		Schmerztherapie bei Lungeneingriffen	
10.		Thoraxanästhesie	
11.		Mediastinale Tumore und Anästhesiemanagement	
12.		Lasereingriffe an den Atemwegen	

Sektion 2 – Unterschiedliche Themen

Sektionsverantwortliche/-r:

	Datum	Thema	Tutor
13.		Maligne Hyperthermie	
14.		Polytrauma	
15.		Management von Verbrennungen	
16.		ATLS-Übersicht (Adult Trauma Life Support)	
17.		Anästhesie in der Augenklinik: okulozephaler Reflex, Retrobulbär-anästhesie	
18.		Kardiale Diagnostik	
19.		Röntgendiagnostik Thorax	

Sektion 3 – Kardiovaskuläre Anästhesie

Sektionsverantwortliche/-r:

	Datum	Thema	Tutor
20.		Kardiovaskuläre Physiologie	
21.		Präoperative Evaluation des kardialen Risikopatienten	
22.		Inotropika, Vasodilatatoren, Betablocker, Kalziumblocker	
23.		Kardiovaskuläres Monitoring	
24.		Anästhesie bei Herzklappenerkrankungen	
25.		Anästhesie für Aorteneingriffe	
26.		Angeborene Herzerkrankungen	
27.		Perioperative Gerinnungsprobleme	
28.		Herzschrittmacher, Arrhythmien und Management	
29.		Myokardunterstützungssysteme, IABP	
30.		Herz-Lungen-Maschine	

	Datum	Thema	Tutor
31.		TEE im Operationssaal	
32.		Pulmonalarterienkatheter im Operationssaal	
33.		PICCO-Katheter im Operationssaal	
34.		Ischämieprotektion, Reperfusionsschaden	

Sektion 4 – Unterschiedliche Themen

Sektionsverantwortliche/-r:

	Datum	Thema	Tutor
35.		Endokrine Erkrankungen, Teil 1 – Diabetes mellitus	
36.		Endokrine Erkrankungen, Teil 2 – Schilddrüse, Nebenschilddrüse und Nebenniere	
37.		Workshop schwieriger Atemweg	
		a – Einführung in den schwierigen Atemweg	
		b – unterschiedliche Larygnoskope und Bronchoskopie	
		c – Larynxmaske, retrograde Intubation, Kombitubus, Larynxtubus	

Sektion 5 – Kinderanästhesie

Sektionsverantwortliche/-r:

	Datum	Thema	Tutor
38.		Atemweg bei Kindern	
39.		Pharmakologie beim Kind	
40.		Umgang mit dem pädiatrischen Patienten	
41.		Anästhesie für Neonaten und Frühgeborene	
42.		Verbrennungen und Trauma beim Kind	
43.		Notfälle beim Kind, tracheobronchiale Fistel usw.	
44.		Systemerkrankungen in der Kinderanästhesie	
45.		Kinder im Außendienst	
46.		Regionalanästhesie und Schmerztherapie beim Kind	
47.		Wiederbelebung beim Kind	
48.		Pylorusstenose, Zwerchfellhernie, Myelozele	
49.		Kongenitale und zyanotische Herzerkrankungen bei Kindern	

Sektion 6 – Anästhesie beim alten Menschen

Sektionsverantwortliche/-r:

	Datum	Thema	Tutor
50.		Der krankhaft übergewichtige Patient	
51.		Altern und das kardiovaskuläre und autonome Nervensystem	
52.		Das respiratorische System beim alten Menschen	
53.		Thermoregulation beim alten Menschen	
54.		Zentrales Nervensystem beim alten Menschen	
55.		Pharmakodynamik und Pharmakokinektik im Alter	
56.		Umgang mit dem älteren Patienten, rechtliche Aspekte	
57.		Präoperative Evaluierung und Vorbereitung für die Operation	
58.		Entscheidung – Allgemein- oder Regionalanästhesie	
59.		Schmerz beim älteren Patienten	
60.		Anästhesie für Hüft- und Knieendoprothetik	

Sektion 7 – Regionalanästhesie

Sektionsverantwortliche/-r:

	Datum	Thema	Tutor
61.		Epiduralanästhesie und Analgesie	
62.		Blockaden an der unteren Extremität √	
63.		Blockaden an der oberen Extremität √	
64.		Spinalanästhesie	
65.		Pharmakologie der Opioide und PCA	

Sektion 8– Schmerztherapie

Sektionsverantwortliche/-r:

	Datum	Thema	Tutor
66.		Regionale Sympathikusblockaden	
67.		CRPS	
68.		NSAID und präemptive Analgesie	
69.		Management von Rückenschmerzen	

	Datum	Thema	Tutor
70.		Medikamente in der chronischen Schmerztherapie	
71.		Schmerztherapie beim Krebspatienten	
72.		Fallvorstellung – Schmerztherapie	
73.		Pathophysiologie des Schmerzes – Schmerzanalyse	

Sektion 9 – Gynäkologische Anästhesie

Sektionsverantwortliche/-r:

	Datum	Thema	Tutor
74.		Physiologie der Schwangerschaft	
75.		Maternal-fetale Pharmakologie	
76.		Überwachung und Effekte der Anästhesie auf fetales Wohlbefinden	
77.		Anästhesie für vaginale Entbindung und Sectio caesarea	
78.		Die komplizierte Schwangerschaft	
		Teil 1 – Asthma, Diabetes, frühzeitige Wehentätigkeit, Zwillinge	
		Teil 2 – Präeklampsie, Eklampsie, HELLP	
		Teil 3 – Die Herzpatientin, nichtgynäkologische Operationen während der Schwangerschaft	
79.		Schwangerschaftsnotfälle, vitales Monitoring, atone Nachblutung, vitale Probleme, retinierte Plazenta	
80.		Anästhesie in der Geburtshilfe, aktuelle Konzepte	
81.		Versorgung/Wiederbelebung des Neugeborenen	
82.		Spinalanästhesie für die Sectio caesarea	

Sektion 10 – Unterschiedliche Themen

Sektionsverantwortliche/-r:

	Datum	Thema	Tutor
83.		Bluterkrankungen, Sichelzellanämie, Hämophilie usw.	
84.		Anästhesie für die Organspende	
85.		Ethische Fragestellungen	
86.		Transfusionswesen	

Sektion 11 – Neuroanästhesie

Sektionsverantwortliche/-r:

	Datum	Thema	Tutor
87.		Grundlagen der Neurophysiologie, zerebraler Blutfluss, intrakranieller Druck	
88.		Neurophysiologisches Monitoring	
		Teil 1 – EEG und evozierte Potentiale	
		Teil 2 – Monitoring zerebraler Blutfluss	
		Teil 3 – Narkosetiefemonitoring	
89.		Neurotrauma	
90.		AV-Malformationen und intrakranielle Aneurysmen	
91.		Anästhesie für intrakranielle Verletzungen	
92.		Operationen in der hinteren Schädelgrube und Luftembolie	
93.		Rückenmarksschaden	
94.		EVD, ICP, CPP, praktische Aspekte	
95.		Deliberate Hypotension	
96.		Neuroanästhesie bei Kindern	
97.		Zerebroprotektion	
98.		Physiologie der Hirnanhangdrüse und Operationen	

Sektion 12 – Unterschiedliche Themen

Sektionsverantwortliche/-r:

	Datum	Thema	Tutor
99.		Anästhesie bei Niereninsuffizienz und Nierenversagen	
100.		Anästhesie bei Leberinsuffizienz und Leberversagen	

Sektion 13 – Anästhesie in der Außenklinik

Sektionsverantwortliche/-r:

	Datum	Thema	Tutor
101.		Anästhesie im Außendienst – ein Überblick	
102.		Postoperative Probleme in der Außenklinik – rechtliche Überlegungen	
103.		Neue Techniken – Desfluran, Sevofluran √	
104.		IV-Anästhesie und Sedierung √	

	Datum	Thema	Tutor
105.		Regionalanästhesie in der ambulanten Chirurgie	
106.		Schmerztherapie bei ambulanten chirurgischen Patienten	
107.		Fast Track in der ambulanten Anästhesie	
108.		Abrechnungstechnische Besonderheiten	

Sektion 14 – Urologische Anästhesie

Sektionsverantwortliche/-r:

	Datum	Thema	Tutor
109.		Spezielle Lagerungstechniken	
110.		Operationsspektrum in der Urologie und deren Fallstricke √	
111.		Das TUR-Syndrom	
112.		PNL, PNS, URS: Überraschungen im Endoskopiesaal	
113.		Die Nierentransplantation	

Sektion 15 – Eingriffe in der HNO

Sektionsverantwortliche/-r:

	Datum	Thema	Tutor
114.		Besonderheiten der Eingriffe an Nase und Nasennebenhöhlen	
115.		Cholesteatom und Tympanoplastik	
116.		Das Kochlea-Implantat	
117.		AT/TE/MLS/PTA – Die Geheimnisse des Saals 4	
118.		Tumore in den Atemwegen	
119.		Jet-Ventilation	
120.		Epiglottitis, Tracheotomie, Stenose	

Sektion 16 – Eingriffe in der Orthopädie

Sektionsverantwortliche/-r:

	Datum	Thema	Tutor
121.		Bauchlagerung √	
122.		Palacos-Reaktion √	
123.		Spezielle orthopädische Operationstechniken (VDS, BHR, TEP)	
124.		Orthopädische Notfälle	

Sektion 17 – Abdominalchirurgie

Sektionsverantwortliche/-r:

	Datum	Thema	Tutor
125.		Standards, Lagerungstechniken	
126.		Große Abdominalchirurgie	
127.		Bedeutung der Niedrigflussnarkose	
128.		Anästhesie beim internistischen Polytrauma	
129.		Lachgas?	
130.		Laparoskopie	
131.		Neuromuskuläre Erkrankungen	
132.		Transfusionsindikationen	

Sektion 18 – Intensivtherapie

Sektionsverantwortliche/-r:

	Datum	Thema	Tutor
133.		Die Intensivbox	
134.		Mit dem Intensivrespirator auf Du und Du	
135.		Sepsis, septischer Schock	
136.		Der neurochirurgische Patient	
137.		Der Patient mit externer Ventrikeldrainage	
138.		Das Thoraxtrauma/TSD, praktische Aspekte	
139.		Beatmung beim ARDS-Patienten	
140.		Volumentherapie	
141.		Ernährungstherapie	
142.		Offene Bauchbehandlung	
143.		Ventilator-assoziierte Pneumonie	
144.		PICCO/PAK	
145.		Weaning-Strategien	
146.		Mikrobiologie und Antibiotika	
147.		Therapieabbruch ITS?	
148.		Hirntoddiagnostik	
149.		Organisation, DRG	
149a.		PDMS	

Sektion 19 – Rettungsmedizin

Sektionsverantwortliche/-r:

	Datum	Thema	Tutor
150.		Organisation des Rettungsdienstes	
151.	Okt. 21	ACLS (Advanced Cardiac Life Support)	
152.	Okt 21	PALS (Pediatric Advanced Life Support)	
153.	O	ATLS (Advanced Trauma Life Support)	
154.	Okt. 21	Sichtung/Triage	
155.		Schockfomen	
156.	Dez 22	Anästhesiekomplikationen	
157.		Brandschutz	
158.		ACRM, Dynamic Decision Making	
159.		Schadenslagen/Katastrophenschutz	

33.3   Weitere Weiterbildungsveranstaltungen

Koordinator/-in:

33.3.1   Montagmorgen-Fortbildung

Im Rahmen einer „State-of-the-art"-Vorlesungsreihe wird ein anästhesiologisches Thema von einem in Weiterbildung befindlichen Mitarbeiter unter der Supervision eines erfahrenen Facharztes vorgetragen. Diese Fortbildungen finden 14-tägig montags anstelle der Frühkonferenzen statt. Diese Montagmorgen-Fortbildung deckt anästhesierelevante Themen ab, die zu komplex für die AIW-II-Weiterbildung sind. Eine intensive Literaturrecherche wird erwartet. Lernziel ist die Schulung der Vortragstechnik des Referenten, genauso wie der Umgang mit audiovisuellen Medien und das Bestehen einer wissenschaftlichen Diskussion. Von allen Mitgliedern der Klinik inklusive der Pflegekräfte wird die Teilnahme erwartet. Bei entsprechender Meldung an die Landesärztekammer können für solche Fortbildungen CME-Fortbildungspunkte vergeben werden. Zweimal im Jahr erfolgt in diesem Rahmen eine Vorstellung der aktuellen Studienergebnisse aus den Forschungsgruppen. Hier erhalten die Untersucher die Möglichkeit, ihre Forschungspräsentationen für Kongresse zu optimieren.

Koordinator/-in:

33.3.2   Vorträge externer Referenten

Einmal monatlich werden im Rahmen dieser Fortbildungen externe Spezialisten eingeladen, um zu „ihren" Themen vorzutragen. Hierdurch soll der nationale und teilweise auch internationale Austausch zwischen Wissenschaftlern gefördert und ein „über den Tellerrand schauen" der Mitarbeiter ermöglicht werden. Gleichzeitig werden anästhesieinteressierte Kollegen aus der Region angesprochen, an diesen speziellen Weiterbildungsveranstaltungen teilzunehmen. Für diese Veranstaltung werden ebenfalls Fortbildungspunkte der Landesärztekammer vergeben.

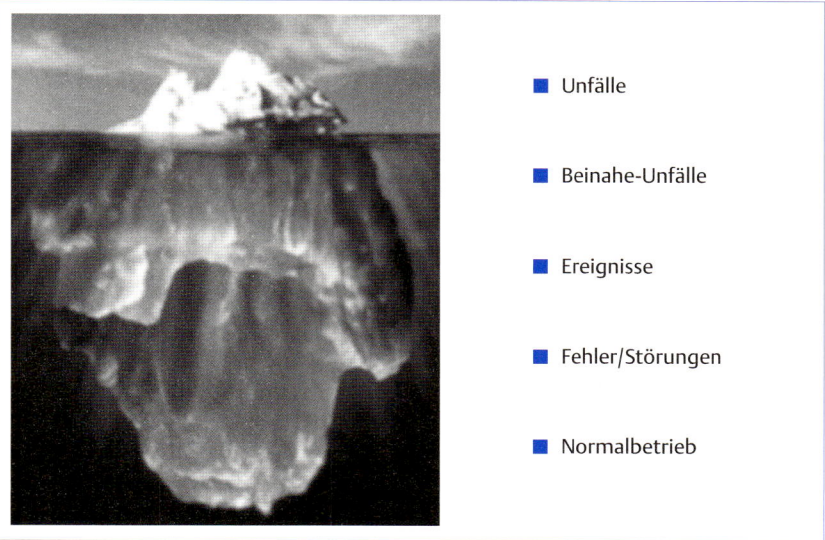

Abb. 33.**2**   Eisbergmodell der Zwischenfallsentstehung

33.3.3   Arbeitsgruppe Standard Operation Procedures (SOP)

Koordinator/-in:

Diese Arbeitsgruppe steht allen Mitarbeitern der Klinik offen. Sie trifft sich jeden 2. Montag im Monat um 16:30 Uhr und erarbeitet leitlinienorientiert Handlungsvorschläge für definierte klinische Problemstellungen. Die Gruppe ist ebenfalls für die laufende Aktualisierung der erstellten SOPs verantwortlich.

33.3.4   Risikomanagement (AG-RM)

Koordinator/-in:

Eine Projektgruppe der Klinik befasst sich mit dem Aufbau und der Pflege eines internen Critical Incident Reporting Systems (CIRS). Dieses Meldesystem arbeitet unabhängig von der Klinikführung, freiwillig, anonym und nicht punitiv. Auf diese Weise soll sichergestellt werden, dass qualitativ hochwertige Daten von kritischen Ereignissen berichtet werden, idealerweise bevor ein definitiver Zwischenfall eintritt (s. auch Abb. 33.2). Die Arbeitsgruppe wertet die Ereignisse aus und entwickelt Lösungsstrategien zur künftigen Vermeidung. Die Ergebnisse und Rückschlüsse der Auswertung werden nach Bestätigung durch die Klinikleitung allen Mitarbeitern bekannt gemacht und haben Weisungscharakter. Ebenso kann die Gruppe die Erstellung einer entsprechenden SOP anregen.

Relevante Fälle werden von der Gruppe anonym in der M&M-Konferenz vorgestellt. In regelmäßigen Abständen erfolgt ein Rechenschaftsbericht der Gruppe Risikomanagement im Rahmen der Montagmorgen-Fortbildung.

33.3.5   Mortality-und-Morbidity-(M&M-)Konferenz

Koordinator/-in:

M&M-Konferenzen werden im 14-tägigen Wechsel mit dem Journal-Club donnerstags anstelle der Anästhesiekonferenz durchgeführt (Kaffee und Croissants stehen bereit). Die Koordination obliegt der Arbeitsgruppe Risikomanagement, die auch entsprechende Fälle auswählt und vorstellt. Diese Fälle werden dazu in Form eines Seminars gemeinsam erarbeitet. Hierbei werden spezielle klinische Situationen und Fälle anonymisiert zur Diskussion gestellt, wobei sowohl die präoperative Diagnostik und das Management im Operationsraum als auch postoperative Probleme diskutiert werden.

Lernziel ist hierbei der Erkenntnisgewinn aus beschriebenen Fehlern, sowie die Entwicklung einer positiven Kultur im Umgang mit Fehlern. Zusätzlich werden Fragebögen zum Fall ausgegeben, die bei den Wissensstandüberprüfungen vorgelegt werden müssen.

CME-Dokumentation KPAI UKD

zur Vorlage bei Mitarbeitergesprächen im Rahmen der FA-Weiterbildung

Falldiskussion, 07.10.2005

Moderator: _____   WB-Assistent/-in: _____

Fall: Methämoglobinbildung nach axillärer Plexusblockade mit Prilocain

- Wie ist die zulässige Höchstdosierung von Prilocain? Ist dieser Wert sicher oder gibt es Einschränkungen?

- Welche Kontraindikationen von Prilocain kennen Sie?

- Beschreiben Sie die Symptome einer MetHb-Bildung? Welche diagnostischen Maßnahmen können getroffen werden? Wie ist die Halbwertszeit von MetHb? Welche therapeutischen Maßnahmen stehen zur Verfügung (Wirkungsprinzip)?

- Wie ist der humane P50-Wert? Welchem P_aO_2 entspricht ein SpO_2-Wert von 90 %?

- Nach welchem physikalischen Prinzip funktioniert ein Pulsoxymeter?

- Bei welchen Wellenlängen haben oxygeniertes Hb, desoxygeniertes Hb und MetHb ihre Absorptionsmaxima?

- Welcher SpO_2-Wert ist bei einer MetHb-Konzentration von 40 % zu erwarten? Warum?

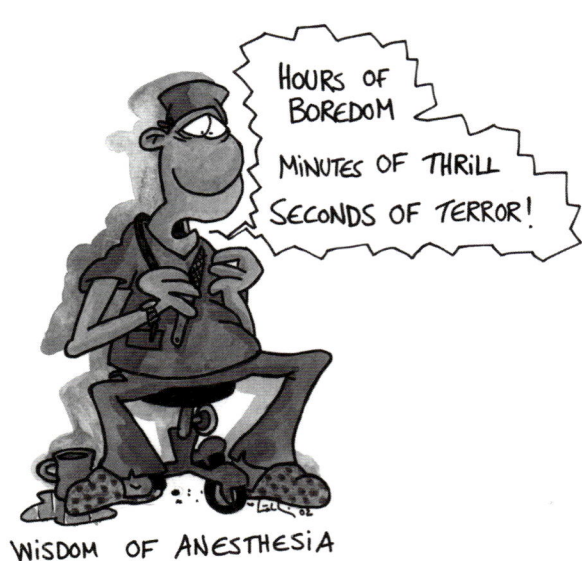

HOURS OF BOREDOM
MINUTES OF THRILL
SECONDS OF TERROR!

WISDOM OF ANESTHESIA

33.3.6   Journal-Club

Koordinator/-in:

Der Journal-Club findet im 14-tägigen Wechsel mit der M&M-Konferenz donnerstags anstelle der Morgenbesprechung statt (Kaffee und Croissants stehen bereit).
Ein/eine Weiterbildungsassistent/-in trägt eine Originalarbeit vor (max. 5 Over-
head-Folien, ggf. plus Tafelbild) und diskutiert diese unter Supervision des Leiters
Forschung und Lehre kritisch. Die Literatur steht allen Mitarbeitern 1 Woche vorher
im Intranet zur Verfügung. Lernziel des Journal-Club ist es, dass Sie die Gelegenheit
erhalten, eine (fremdsprachliche) Lesekultur zu entwickeln, kritischen Umgang mit
Zeitschriftenartikeln, Studien und Statistik zu erlernen und zu pflegen. Im Rahmen
der Facharztweiterbildung muss jeder Mitarbeiter zwei Publikationen vorgestellt
haben. Zusätzlich werden Fragebögen zu den Publikationen ausgegeben, die gemeinsam bearbeitet werden und die bei den Wissensstandsüberprüfungen vorgelegt werden müssen. Es ist wünschenswert, dass die Diskussion einen „Letter to
the Editor" hervorbringt.

Diskussionspunkte

- Betrifft die Studie ein wirklich wissenschaftlich oder praktisch relevantes
  Gebiet? Ist die Studienhypothese präzise formuliert (und sauber beantwor-
  tet)? Bezieht sich der Autor auf aktuelle Literatur? Bei Metaanalysen: Wie
  vollständig ist die Datenbasis?
- Ist die Studienidee wirklich neu? Oder ist die Studie zumindest besser, grö-
  ßer, genauer als vorhergehende? Andere Randbedingungen?
- Gibt es eine angemessene Kontrollgruppe? Randomisierung? Studie prospek-
  tiv? Primäre und sekundäre Studienendpunkte (Outcome-Parameter).

CME-Dokumentation KPAI UKD

zur Vorlage bei Mitarbeitergesprächen im Rahmen der FA-Weiterbildung

Journal-Club, 14.10.2005

Moderator: _____   WB-Assistent/-in: _____

Corwin HL, Gettinger A, Pearl RG, Fink MP, Levy MM, Abraham E, MacIntyre NR,
Shabot MM, Duh MS, Shapiro MJ. The CRIT Study: *Anemia and blood transfusion
in the critically ill — current clinical practice in the United States.* Crit Care Med.
2004; 32: 39–52.

- Wie ist Abb. 1 im Hinblick auf den Selektionsbias zu beurteilen?

- Sollten Kovariaten kontrolliert werden? Welche?

- Diskutieren Sie den Begriff Performance-Bias im Zusammenhang mit den
  Therapieergebnissen nach liberaler und restriktiver Transfusion.

- Welche Faktoren behindern eine sinnvolle Schlussfolgerung aus Abb. 5?

- Welche Bedeutung ist den signifikanten Unterschieden in Tabelle 8 zuzu-
  messen?

- Können Rückschlüsse auf die Bedeutung des Faktors Alter der EKs (Tabelle 12) gezogen werden? Warum (nicht)?

- Standards für Regressionsanalysen in der Literatur.

- In welchem Verhältnis steht die prominente Autorenliste und ein 3,5-
  seitiger Appendix 2 mit der Take-home Message S. 47 oben rechts?

- Sind die Gruppen vergleichbar? Sind die Randbedingungen außer Intervention gleich?
- Wurden systematische Fehler vermieden oder zumindest minimiert? Studienbias? Selektionsbias? Performance Bias? Exclusion Bias? Detection Bias?
- Ist die Methodik zeitgemäß (veraltet) und gibt sie die präsentierten Ergebnisse überhaupt her? Ist die Methodik so beschrieben, dass die Studie mit diesen Informationen wiederholt werden könnte? Genauigkeit/ Messfehler/ Qualitätskontrolle? Statistik o.k.?
- Gab es praktische Probleme, die zur Verletzung des Studienprotokolls geführt haben? Rekrutierung? Einschluss? Ausschluss? Zeitfenster? Fallzahl? Dropouts? Dauer und Vollständigkeit des Follow-up?
- Sind die Ergebnisse glaubhaft und wenn ja klinisch relevant? Unterschiede statistisch signifikant aber praktisch irrelevant? Darstellung der Daten angemessen?
- Sind die Schlussfolgerungen aus den präsentierten Daten so möglich und korrekt? Ist die Perspektive des Autors bei der Interpretation der Studienergebnisse nachvollziehbar oder lückenhaft (Scheuklappen-Phänomen)?
- Die Diskussion muss so geschrieben sein, dass Ergebnisse und deren Interpretation nicht ineinander verschwimmen. Ist die Einordnung der Ergebnisse in den aktuellen Kenntnisstand der Weltliteratur logisch und nachvollziehbar?
- Wie oder mit welchen Einschränkungen können die (experimentellen) Studienergebnisse auf (andere) klinische Situationen übertragen werden?

33.3.7 Balint Gruppe, Kriseninterventionsteam

Koordinator/-in:

Eine interdisziplinäre Gruppe aus Anästhesie, Psychologie, Psychosomatik, Arbeitsmedizin, Seelsorge und Pflege kann gerade bei Mitarbeitern, die in Akutsituationen eingesetzt sind (Notarztdienst/Schockraum, Intensivtherapiestation etc.), einen wertvollen Rückhalt bieten und Burnout wirksam bekämpfen.

33.5.8 Überprüfung des Wissensstandes

Koordinator/-in, Weiterbildungsleiter/in:

Alle Mitarbeiter werden zum Abschluss jeder Rotation einer Erfolgskontrolle durch den Rotationsleiter unterzogen. Zusätzlich erfolgen nach dem 2., 4. und 5. Jahr der Weiterbildung rotationsübergreifende Überprüfungen zur Vorbereitung auf die Facharztprüfung und das DEAA Examen. Nach jeder Überprüfung kann eine Höhergruppierung im Anästhesieführerschein beantragt werden, über die in der Bereichsleiterkonferenz entschieden wird.

34 Weiterbildungsevaluation durch den/die Ausbilder/-in

Allgemeiner Teil

Rotation von: _____ bis: _____

Bereich: _____

Abteilungsleiter: _____

2. Ausbilder: _____

Liebe Ausbilderinnen und Ausbilder,

um die Weiterbildung zur Fachärztin/zum Facharzt in unserer Klinik weiter verbessern zu können, möchten wir Sie bitten, uns Ihre Bewertung der vergangenen Rotation mitzuteilen.

Mit der Abgabe des Bogens erklären Sie gleichzeitig ihr Einverständnis für die wissenschaftliche Veröffentlichung der aus der anonymisierten Befragung resultierenden Forschungsergebnisse. Bitte senden Sie den allgemeinen Evaluationsbogen sowie die Mitarbeiter-Einzelevaluationsbögen bis spätestens zwei Wochen nach Ende der Rotation an das Kliniksekretariat.

Wir freuen uns über jede neue Anregung zur Weiterbildung und bitten Sie, die Fragen kritisch zu beantworten.

Mit freundlichen Grüßen

Klinikdirektor   Weiterbildungsleiter

Teil A Allgemeine Einschätzung der Weiterbildungsbedingungen im Fach Anästhesiologie

	Trifft überhaupt nicht zu	Trifft überwiegend nicht zu	Trifft eher nicht zu	Trifft eher zu	Trifft überwiegend zu	Trifft völlig zu
1. Ich war als Ausbilder engagiert tätig.	☐	☐	☐	☐	☐	☐
2. Meine Art der Weiterbildung (Aussprache, Gestik, Mimik, soziale Interaktionen) war angemessen.	☐	☐	☐	☐	☐	☐
3. Als Ausbilder (Vorbildfunktion), d. h. gruppendynamisch-psychologisch war ich sehr kompetent.	☐	☐	☐	☐	☐	☐
4. Es gelang mir gut, die Weiterbildungsziele kongruent mit meinem Vertreter zu vermitteln.	☐	☐	☐	☐	☐	☐
5. Die Leitfragen dieser Rotation waren gut gegliedert und übersichtlich und decken das zu vermittelnde Fachgebiet hinreichend ab. Verbesserungsmöglichkeiten (Angaben unter 16)	☐	☐	☐	☐	☐	☐
6. Diese Rotation war geeignet, den Mitarbeitern das wesentliche Fachwissen zu vermitteln.	☐	☐	☐	☐	☐	☐
7. Der zeitliche Aufwand, der durch die strukturierte Weiterbildung entsteht, ist gerechtfertigt.	☐	☐	☐	☐	☐	☐
8. Die strukturierte Weiterbildung ist geeignet, anästhesiologisches Grundwissen zu vermitteln.	☐	☐	☐	☐	☐	☐
9. Die strukturelle Weiterbildung ist geeignet, Problemlösefähigkeiten zu vermitteln.	☐	☐	☐	☐	☐	☐
10. Die strukturierte Weiterbildung ist überflüssig.	☐	☐	☐	☐	☐	☐
11. Die Mitarbeiter lernen in der strukturierten Weiterbildung, sich selbstständig fehlendes Wissen anzueignen.	☐	☐	☐	☐	☐	☐
12. Die in den Klinikbibliotheken verfügbaren Bücher waren ausreichend für die Vorbereitung der Mitarbeiter. Ergänzungsvorschläge (Angaben unter 16)	☐	☐	☐	☐	☐	☐
13 Die Inhalte der gegenwärtigen Rotation bauen auf dem Vorwissen der Mitarbeiter auf.	☐	☐	☐	☐	☐	☐
14. Die Zusammensetzung der Mitarbeiter in meinem Bereich während dieser Rotation war dazu geeignet, qualitativ den Facharztstandard für die Patienten zu gewährleisten.	☐	☐	☐	☐	☐	☐

Zum Abschluss des allgemeinen Fragebogens geht es uns nochmals ganz konkret um Ihre persönliche Rückmeldung. Denn Fragen zum Ankreuzen erfassen in der Regel nicht das gesamte Meinungsspektrum. Bitte benutzen Sie also den Raum auf dieser Seite für Ihre weiteren Anmerkungen und konkreten Verbesserungsvorschläge.

15 Was war Ihrer Meinung nach in dieser Rotation besonders positiv? Was könnte so beibehalten werden und warum?

16 Was fanden Sie an der strukturierten Weiterbildung nicht gut? Was würden Sie also verbessern und welche Vorschläge haben Sie dazu?

Weiterbildungs-Evaluationsbogen durch den/die Ausbilder/-in

Einzelevaluation der Mitarbeiter*

Mitarbeitername: _____ Weiterbildungsjahr 1 2 3 4 5 6

Bereich: _____

Rotation von: _____ bis: _____

Beurteilender: _____ 2. Ausbilder: _____

Datum: _____ Unterschrift: _____

Einordnung Anästhesieführerschein (bitte ankreuzen)

1	2	3	4	5	6	7	8

Teil B   Fachlich-inhaltliche Beurteilung

	Trifft überhaupt nicht zu	Trifft überwiegend nicht zu	Trifft eher nicht zu	Trifft eher zu	Trifft überwiegend zu	Trifft völlig zu
17. Der Mitarbeiter hat grundlegende Methoden und Fertigkeiten für unterschiedliche Problemsituationen in meinem Bereich kennen gelernt.	☐	☐	☐	☐	☐	☐
18. Der Mitarbeiter kann aus dem Gelernten wichtige Vorgehens- und Verhaltensweisen ableiten.	☐	☐	☐	☐	☐	☐
19. Der Mitarbeiter hat gelernt, besser als bisher strukturiert von der Erkennung der Symptome bis hin zur Einleitung der korrekten Therapie vorzugehen.	☐	☐	☐	☐	☐	☐
20. Der Mitarbeiter konnte einen inhaltlichen Einblick in das behandelte anästhesiologische Fachgebiet gewinnen, der ihm eine selbstständige Vertiefung ermöglicht.	☐	☐	☐	☐	☐	☐
21. Die vermittelten Lehrinhalte werden für die weitere Facharztweiterbildung des Mitarbeiters sehr nützlich sein.	☐	☐	☐	☐	☐	☐
22. Diese Rotation hilft dem Mitarbeiter, ein gutes Ergebnis in der Facharztprüfung zu erzielen	☐	☐	☐	☐	☐	☐
23. Die im Curriculum vorgegebene Stoffmenge war im Verhältnis zur angesetzten Zeit dieser Rotation bei diesem Mitarbeiter viel	☐	☐	☐	☐	☐	☐
zu gering ◄----------------------► zu groß						
24. In dieser Rotation konnten dem Mitarbeiter anästhesiologische Verhaltensweisen insgesamt wie nebenstehend angegeben vermittelt werden.	☐	☐	☐	☐	☐	☐
nur schlecht ◄----------------------► sehr gut						
24. Für das eigenständige Selbststudium der Mitarbeiter bot diese Rotation Möglichkeiten	☐	☐	☐	☐	☐	☐
kaum ◄----------------------► genügend						

* Unter Berücksichtigung der (Muster-)Richtlinien über den Inhalt und die Überprüfung der Weiterbildung im Fach Anästhesiologie gemäß Beschluss des Vorstandes der Bundesärztekammer vom 30.04.2004 sowie den Empfehlungen der DGAI zu den Inhalten und der Überprüfung der Weiterbildung in der Anästhesiologie.

Teil C   Selbststudium des Weiterbildungsassistent/-in und Transfer-erwartung für die weitere berufliche Tätigkeit

		Trifft über-haupt nicht zu	Trifft über-wiegend nicht zu	Trifft eher nicht zu	Trifft eher zu	Trifft über-wiegend zu	Trifft völlig zu
26.	Der Mitarbeiter wurde durch diese Rotation zur selbständigen Vertiefung des Lehrstoffes angeregt.	☐	☐	☐	☐	☐	☐
27.	Der Mitarbeiter hat durch selbständiges Litera-turstudium zum Erfolg dieser Rotation beige-tragen.	☐	☐	☐	☐	☐	☐
28.	Der Mitarbeiter konnte aus dieser Rotation großen Nutzen für seine spätere Berufspraxis ziehen.	☐	☐	☐	☐	☐	☐
29.	Die differenzialdiagnostischen Fähigkeiten des Mitarbeiters wurden in dieser Rotation sehr stark geschult	☐	☐	☐	☐	☐	☐
30.	Ich schätze den Wissenszuwachs des Mitarbei-ters in in dieser Rotation sehr groß ein	☐	☐	☐	☐	☐	☐

Teil D   Kommunikation und Kooperation bei der Weiterbildung

		Trifft über-haupt nicht zu	Trifft über-wiegend nicht zu	Trifft eher nicht zu	Trifft eher zu	Trifft über-wiegend zu	Trifft völlig zu
31.	Für mich war die Zusammenarbeit mit dem Mitarbeiter angenehm.	☐	☐	☐	☐	☐	☐
32.	Die Zusammenarbeit mit dem Mitarbeiter war meiner Ansicht nach produktiv.	☐	☐	☐	☐	☐	☐
33.	Im Verhältnis zwischen Ausbildern zu Mitarbei-ter gab es meiner Meinung nach einen intensi-ven und bereitwilligen Meinungsaustausch.	☐	☐	☐	☐	☐	☐
34.	Bei der selbstständigen Arbeit in dieser Rotation war der Mitarbeiter zumeist sehr engagiert.	☐	☐	☐	☐	☐	☐

Teil E   Beurteilung der Ausbildertätigkeit

		Trifft über-haupt nicht zu	Trifft über-wiegend nicht zu	Trifft eher nicht zu	Trifft eher zu	Trifft über-wiegend zu	Trifft völlig zu
35.	Die Weiterbildung dieses Mitarbeiters hat mir Spaß gemacht.	☐	☐	☐	☐	☐	☐
36.	Ich unterstützte den Mitarbeiter bei der Erarbei-tung der Lehrinhalte sehr gut.	☐	☐	☐	☐	☐	☐
37.	Ich denke, dass ich den Mitarbeiter ausreichend Rückmeldung gegeben habe.	☐	☐	☐	☐	☐	☐

Teil F   Engagement des Weiterbildungsassistent/-in

	Trifft über- haupt nicht zu	Trifft über- wiegend nicht zu	Trifft eher nicht zu	Trifft eher zu	Trifft über- wiegend zu	Trifft völlig zu
38. Die Zusammenarbeit des Mitarbeiters mit der Anästhesiepflege gestaltete sich kooperativ und produktiv.	☐	☐	☐	☐	☐	☐
39. Die Zusammenarbeit des Mitarbeiters mit den operativen Fachkollegen und dem Funktions-personal (auch auf Station) war kooperativ und produktiv.	☐	☐	☐	☐	☐	☐
40. Dem Mitarbeiter gelang es, bei kontroversen Auffassungen Kompromisse zu finden, die dem geordneten Arbeitsablauf dienlich waren.	☐	☐	☐	☐	☐	☐
41. Der Mitarbeiter bemühte sich meist, die Abläufe innerhalb und außerhalb des Operationssaals ökonomisch zu gestalten und bewies effektives Arbeiten.	☐	☐	☐	☐	☐	☐

Teil G   Persönliche Beurteilung

	Trifft über- haupt nicht zu	Trifft über- wiegend nicht zu	Trifft eher nicht zu	Trifft eher zu	Trifft über- wiegend zu	Trifft völlig zu
Soziale Dimension						
42. Während dieser Rotation hat sich der Mitarbei-ter Team- und Kooperationsfähig gezeigt.	☐	☐	☐	☐	☐	☐
43. Der Mitarbeiter besitzt Konfliktbereitschaft und Durchsetzungsvermögen.	☐	☐	☐	☐	☐	☐
44. Der Mitarbeiter verfügt über Sensibilität ande-ren gegenüber und ist kompromissbereit.	☐	☐	☐	☐	☐	☐
45. Der Mitarbeiter ist mit einer guten Beobach-tungsgabe ausgestattet und erkennt anästhesi-ologische Probleme rechtzeitig.	☐	☐	☐	☐	☐	☐
46. Der Mitarbeiter zögert nicht, in schwierigen Situationen Hilfe durch einen Vorgesetzten zu erbitten.	☐	☐	☐	☐	☐	☐
47. Der Mitarbeiter ist kritikfähig und setzt die an ihn geübte Kritik konstruktiv um.	☐	☐	☐	☐	☐	☐
Transfer-Dimension						
48. Der Mitarbeiter kann analytisch oder abstrakt denken.	☐	☐	☐	☐	☐	☐
49. Der Mitarbeiter kann vorhandenes Wissen neu kombinieren und auf neue Situationen übertragen.	☐	☐	☐	☐	☐	☐

		Trifft überhaupt nicht zu	Trifft überwiegend nicht zu	Trifft eher nicht zu	Trifft eher zu	Trifft überwiegend zu	Trifft völlig zu
	Methodische Dimension						
50.	Der Mitarbeiter hat gelernt, selbstständig zu arbeiten, ohne sich unangemessen zu verselbstständigen.	☐	☐	☐	☐	☐	☐
51.	Der Mitarbeiter ist flexibel.	☐	☐	☐	☐	☐	☐
52.	Der Mitarbeiter ist motiviert.	☐	☐	☐	☐	☐	☐
53.	Die Entschlussfähigkeit und Belastbarkeit des Mitarbeiters (Verhalten in Stresssituationen) ist dem Weiterbildungsstand entsprechend.	☐	☐	☐	☐	☐	☐
54.	Der Mitarbeiter ist in der Lage, einen Handlungsplan zu entwerfen, ihn durchzuführen und zu kontrollieren sowie notwendige Änderungen vorzunehmen.	☐	☐	☐	☐	☐	☐
55.	Der Mitarbeiter ist lernmotiviert.	☐	☐	☐	☐	☐	☐
56.	Der Mitarbeiter ist zuverlässig und arbeitet sorgfältig.	☐	☐	☐	☐	☐	☐
57.	Der Mitarbeiter ist entsprechend seiner Berufserfahrung in der Lage, Prioritäten richtig zu setzen.	☐	☐	☐	☐	☐	☐
58.	Der Mitarbeiter schätzt seine theoretischen und praktischen Fähigkeiten sowie Schwächen realistisch ein.	☐	☐	☐	☐	☐	☐

Teil H Praktische Beurteilung

		Braucht Hilfe	Bestanden	Gute Leistungen	mit Auszeichnung
59.	Güte der Prämedikationsvisite (mit Interaktionen Operateure)	☐	☐	☐	☐
60.	Airway-Management (praktische Fertigkeiten)	☐	☐	☐	☐
61.	Oxygenierung und Ventilation (Indikationen und Handling verschiedener Verfahren, Monitoring, Komplikationen)	☐	☐	☐	☐
62.	Allgemeinanästhesie, praktische Gerätekunde	☐	☐	☐	☐
63.	Gefäßzugänge (praktische Fertigkeiten)	☐	☐	☐	☐
64.	Flüssigkeit- und Blutsubstitution, Hämodynamik (Indikationen, Monitoring, Komplikationen)	☐	☐	☐	☐
65.	Notfallmedikamente und -prozeduren	☐	☐	☐	☐
66.	Regionalanästhesie (praktische Fähigkeiten)	☐	☐	☐	☐
67.	Akutschmerztherapie	☐	☐	☐	☐

35 Weiterbildungs-Evaluation durch den/die Mitarbeiter/-in

**Rotationsbewertungsbogen für Kolleginnen und Kollegen
in Weiterbildung zum Fachärztin/Facharzt Anästhesiologie**

Weiterbildungsjahr   1 2 3 4 5 6

Rotation von: _____ bis: _____

Bereich: _____

Anästhesisten Nummer: _____

Abteilungsleiter: _____

Anästhesie-Führerscheinklasse: _____   Upgrade beantragt ☐

2. Ausbilder: _____

Liebe Ausbilderinnen und Ausbilder,

um die Weiterbildung zur Fachärztin/zum Facharzt in unserer Klinik weiter verbessern zu können, möchten wir Sie bitten, uns Ihre Bewertung der vergangenen
Rotation mitzuteilen.
       Mit der Abgabe des Bogens erklären Sie gleichzeitig ihr Einverständnis für
die wissenschaftliche Veröffentlichung der aus der anonymisierten Befragung
resultierenden Forschungsergebnisse. Bitte senden Sie den allgemeinen Evaluationsbogen sowie die Mitarbeiter-Einzelevaluationsbögen bis spätestens zwei
Wochen nach Ende der Rotation an das Kliniksekretariat.

Wir freuen uns über jede neue Anregung zur Weiterbildung und bitten Sie, die
Fragen kritisch zu beantworten.

Mit freundlichen Grüßen

Klinikdirektor   Weiterbildungsleiter

Teil A Einschätzung der allgemeinen Rahmenbedingungen

		Trifft überhaupt nicht zu	Trifft überwiegend nicht zu	Trifft eher nicht zu	Trifft eher zu	Trifft überwiegend zu	Trifft völlig zu
68.	Ich hatte ausreichend Gelegenheit, praktische Tätigkeiten entsprechend dem Lernplan durchzuführen. Was haben Sie vermisst? (Angaben unter 130)	☐	☐	☐	☐	☐	☐
69.	Hatten Sie während der Tätigkeit im OP ausreichend Gelegenheit, gemeinsam mit dem Ausbilder die theoretischen Hintergründe zu diskutieren? Was haben Sie vermisst? (Angaben unter 130)	☐	☐	☐	☐	☐	☐
70.	Ich habe einen Überblick über die im Weiterbildungshandbuch genannten Lerninhalte gewinnen können?	☐	☐	☐	☐	☐	☐
71.	Ich hatte genügend Gelegenheit, die vorgegebenen fachspezifischen Prozeduren durchzuführen.	☐	☐	☐	☐	☐	☐
72.	Ich hatte hinreichend Gelegenheit, die Rotationsinhalte mit dem Ausbilder zu diskutieren.	☐	☐	☐	☐	☐	☐
73.	Durch diese Rotation erhielt ich einen sehr guten Einblick in die Arbeit dieses Fachbereichs.	☐	☐	☐	☐	☐	☐
74.	Ich denke, dass ich das in dieser Rotation Gelernte gut in meiner späteren beruflichen Tätigkeit anwenden kann	☐	☐	☐	☐	☐	☐
75.	Ich hatte den Eindruck, dass die Weiterbildungstätigkeit vom Ausbilder eher als Störung des normalen Arbeitsablaufes empfunden wurde.	☐	☐	☐	☐	☐	☐
76.	Ich hatte den Eindruck, dass die Weiterbildungstätigkeit von den operativen Fachkollegen eher als Störung des Arbeitsablaufes empfunden wurde.	☐	☐	☐	☐	☐	☐
77.	Meiner Meinung nach gab es zu häufig Wechsel der Ausbilder innerhalb der Rotation.	☐	☐	☐	☐	☐	☐
78.	Die insgesamt zur Verfügung stehende Zeit dieser Rotation war für die Stoffmenge zu kurz.	☐	☐	☐	☐	☐	☐
79.	Die Lernziele dieser Rotation waren meiner Meinung nach gut gegliedert und klar ersichtlich.	☐	☐	☐	☐	☐	☐
80.	Die Lernziele dieser Rotation bauten auf meinem Vorwissen auf.	☐	☐	☐	☐	☐	☐
81.	Die in der Bibliothek verfügbaren Bücher waren meiner Einschätzung nach sehr nützlich.	☐	☐	☐	☐	☐	☐
82.	Ich hatte während dieser Rotation ausreichend Zeit, die theoretischen Lernziele durch Selbststudium zu erarbeiten.	☐	☐	☐	☐	☐	☐
83.	Durch die strukturierte Weiterbildung hat mir meine Arbeit mehr Spaß gemacht.	☐	☐	☐	☐	☐	☐
84.	Der zeitliche Aufwand, der durch die strukturierte Weiterbildung entsteht, ist gerechtfertigt.	☐	☐	☐	☐	☐	☐

Teil B   Fachlich-inhaltliche Beurteilung

	Trifft überhaupt nicht zu	Trifft überwiegend nicht zu	Trifft eher nicht zu	Trifft eher zu	Trifft überwiegend zu	Trifft völlig zu
85. Ich habe grundlegende Methoden und Fertigkeiten für unterschiedliche Problemsituationen neu kennengelernt.	☐	☐	☐	☐	☐	☐
86. Ich kann aus dem Gelernten wichtige Vorgehens- und Verhaltensweisen ableiten	☐	☐	☐	☐	☐	☐
87. Ich kann jetzt besser als bisher aus verschiedenen Informationen Verdachtsdiagnosen ableiten.	☐	☐	☐	☐	☐	☐
88. Ich konnte einen inhaltlichen Einblick in das behandelte Fachgebiet gewinnen, der mir eine selbständige Vertiefung ermöglicht.	☐	☐	☐	☐	☐	☐
89. Die strukturierte Weiterbildung hilft bei der Vorbereitung auf die Facharztprüfung	☐	☐	☐	☐	☐	☐
90. Die strukturierte Weiterbildung hilft mir in meiner späteren Berufspraxis	☐	☐	☐	☐	☐	☐

Teil C   Kommunikation und Kooperation in der Rotation

	Trifft überhaupt nicht zu	Trifft überwiegend nicht zu	Trifft eher nicht zu	Trifft eher zu	Trifft überwiegend zu	Trifft völlig zu
91. Für mich war die Zusammenarbeit mit den Ausbildern in der Rotation angenehm						
Ausbilder 1	☐	☐	☐	☐	☐	☐
Ausbilder 2	☐	☐	☐	☐	☐	☐
92. Die Zusammenarbeit mit dem Ausbilder war für mich produktiv						
Ausbilder 1	☐	☐	☐	☐	☐	☐
Ausbilder 2	☐	☐	☐	☐	☐	☐
93. Mit dem Ausbilder gab es meiner Meinung nach einen intensiven und bereitwilligen Meinungsaustausch						
Ausbilder 1	☐	☐	☐	☐	☐	☐
Ausbilder 2	☐	☐	☐	☐	☐	☐
94. Die Qualität des Feedbacks seitens des Ausbilders war in Ordnung						
Ausbilder 1	☐	☐	☐	☐	☐	☐
Ausbilder 2	☐	☐	☐	☐	☐	☐
95. Die Menge des Feedbacks seitens des Ausbilders war in Ordnung						
Ausbilder 1	☐	☐	☐	☐	☐	☐
Ausbilder 2	☐	☐	☐	☐	☐	☐

	Trifft überhaupt nicht zu	Trifft überwiegend nicht zu	Trifft eher nicht zu	Trifft eher zu	Trifft überwiegend zu	Trifft völlig zu
96. Das persönliche Verhältnis zwischen dem Bereichsleiter und den operativen Fachkollegen haben meine Weiterbildung gefördert						
Ausbilder 1	☐	☐	☐	☐	☐	☐
Ausbilder 2	☐	☐	☐	☐	☐	☐
97. Ich empfand die Zusammenarbeit mit den anästhesiologischen Kollegen sehr motivierend						
Ärzte in Weiterbildung	☐	☐	☐	☐	☐	☐
Fachärzte	☐	☐	☐	☐	☐	☐
Ausbilder 1	☐	☐	☐	☐	☐	☐
Ausbilder 2	☐	☐	☐	☐	☐	☐

Teil D   Beurteilung der Ausbildertätigkeit

	Trifft überhaupt nicht zu	Trifft überwiegend nicht zu	Trifft eher nicht zu	Trifft eher zu	Trifft überwiegend zu	Trifft völlig zu
98. Zwischen mir und dem Ausbilder gab es im Allgemeinen eine gute Zusammenarbeit						
Ausbilder 1	☐	☐	☐	☐	☐	☐
Ausbilder 2	☐	☐	☐	☐	☐	☐
99. Die Ausbilder zeichneten sich durch eine angemessene Präsentationsweise der Lehrinhalte (Sprache, Gestik, Mimik, Emotionalität) aus						
Ausbilder 1	☐	☐	☐	☐	☐	☐
Ausbilder 2	☐	☐	☐	☐	☐	☐
100. Ich hatte den Eindruck, dass die Weiterbildungstätigkeit den Ausbildern Spaß gemacht hat						
Ausbilder 1	☐	☐	☐	☐	☐	☐
Ausbilder 2	☐	☐	☐	☐	☐	☐
101. Bereichsleiter und Vertreter haben bezüglich der Weiterbildungsinhalte „mit einer Stimme" gesprochen	☐	☐	☐	☐	☐	☐
102. In vorherigen Rotationen wurden mir für gleiche Situationen andere Vorgehensweisen vermittelt.	☐	☐	☐	☐	☐	☐
103. Die Ausbilder unterstützten mich bei der Erarbeitung der Lerninhalte sehr gut						
Ausbilder 1	☐	☐	☐	☐	☐	☐
Ausbilder 2	☐	☐	☐	☐	☐	☐
104. Die Ausbilder gaben ausreichend Rückmeldung						
Ausbilder 1	☐	☐	☐	☐	☐	☐
Ausbilder 2	☐	☐	☐	☐	☐	☐

	Trifft überhaupt nicht zu	Trifft überwiegend nicht zu	Trifft eher nicht zu	Trifft eher zu	Trifft überwiegend zu	Trifft völlig zu
105. Ich bin vom Ausbilder hinreichend in die rotationstypischen Prozeduren eingeführt worden						
Ausbilder 1	☐	☐	☐	☐	☐	☐
Ausbilder 2	☐	☐	☐	☐	☐	☐
106. Der Ausbilder konnte theoretisch-inhaltliche Fragen der Rotation zufriedenstellend zu beantworten						
Ausbilder 1	☐	☐	☐	☐	☐	☐
Ausbilder 2	☐	☐	☐	☐	☐	☐
107. Der Ausbilder hat praktische Lehrinhalte der Rotation gut vermittelt						
Ausbilder 1	☐	☐	☐	☐	☐	☐
Ausbilder 2	☐	☐	☐	☐	☐	☐
108. Die Ausbilder waren nach meiner Einschätzung. bezüglich der Rotationsinhalte fachlich sehr kompetent						
Ausbilder 1	☐	☐	☐	☐	☐	☐
Ausbilder 2	☐	☐	☐	☐	☐	☐
109. Die Ausbilder waren gruppendynamisch-psychologisch sehr kompetent						
Ausbilder 1	☐	☐	☐	☐	☐	☐
Ausbilder 2	☐	☐	☐	☐	☐	☐

Teil C   Selbststudium

	Trifft überhaupt nicht zu	Trifft überwiegend nicht zu	Trifft eher nicht zu	Trifft eher zu	Trifft überwiegend zu	Trifft völlig zu
110. Ich wurde durch die strukturierte Weiterbildung zur selbständigen Wiederholung Vor- und Nachbereitung des Stoffs angeregt.	☐	☐	☐	☐	☒	☐
111. Die strukturierte Weiterbildung regte mich dazu an, zusätzliche Literatur zum Thema der Rotation durchzuarbeiten.	☐	☐	☐	☒	☐	☐
112. Ich habe die Rotation genutzt, um mit ärztlichen Weiterbildungskollegen fachliche Fragen zu diskutieren.	☐	☐	☐	☐	☒	☐

Teil E　Eigenes Engagement

	Trifft über- haupt nicht zu	Trifft über- wiegend nicht zu	Trifft eher nicht zu	Trifft eher zu	Trifft über- wiegend zu	Trifft völlig zu
113. An der Diskussion von Lehrinhalten mit den Ausbildern war ich sehr interessiert.	☐	☐	☐	☐	☐	☐
114. Ich initiierte oft Diskussionen um Lehrinhalte.	☐	☐	☐	☐	☐	☐
115. Ich war meist durch Selbststudium gut für die Tätigkeit im Operationssaal vorbereitet.	☐	☐	☐	☐	☐	☐
116. Es gelang mir oft, bei kontroversen Meinungen zwischen mir und dem Funktionspersonal oder den operativen Abteilungen Kompromisse zu finden, die dem Arbeitsprozess dienten.	☐	☐	☐	☐	☐	☐
117. Ich bemühte mich meist, meine Arbeit fachlich-inhaltlich zu strukturieren und damit qualitativ zu optimieren.	☐	☐	☐	☐	☐	☐
118. Es gelang mir insgesamt gut, meine Arbeit mit der der anderen Funktionsbereiche und operativen Abteilungen abzustimmen.	☐	☐	☐	☐	☐	☐
119. Ich erledigte meine Dokumentationsaufgaben (Anästhesieprotokoll, Schmerzprotokoll, erlösrelevante Zusatzdiagnosen, Zusatzleistungsprotokoll) stets zeitnah und zur vollsten Zufriedenheit.	☐	☐	☐	☐	☐	☐

Teil F　Gesamturteil über die strukturierte Weiterbildung im Allgemeinen

	Trifft über- haupt nicht zu	Trifft über- wiegend nicht zu	Trifft eher nicht zu	Trifft eher zu	Trifft über- wiegend zu	Trifft völlig zu
120. Ich finde eine strukturelle Weiterbildung überflüssig.	☒	☐	☐	☐	☐	☐
121. Meiner Meinung nach ist die strukturelle Weiterbildung geeignet, anästhesiologisches Grundwissen zu vermitteln.	☐	☐	☐	☐	☐	☐
122. Ich denke, die strukturelle Weiterbildung ist geeignet, Problemlösefähigkeit zu vermitteln.	☐	☐	☐	☐	☐	☐
123. Ich bin der Meinung, dass die Weiterbildungsassistenten in der strukturierten Weiterbildung lernen, sich selbstständig fehlendes Wissen anzueignen.	☐	☐	☐	☐	☐	☐
124. Ich finde, die strukturierte Weiterbildung ist geeignet, die kommunikativ/kooperativen Fähigkeiten der Weiterbildungsassistenten zu verbessern.	☐	☐	☐	☐	☐	☐

Teil G   Transfererwartung für weitere Weiterbildung und Beruf

		Trifft überhaupt nicht zu	Trifft überwiegend nicht zu	Trifft eher nicht zu	Trifft eher zu	Trifft überwiegend zu	Trifft völlig zu
125.	Ich denke, ich kann das Fachwissen der Rotation gut für meine spätere Arbeit in der Praxis brauchen.	☐	☐	☐	☐	☐	☐
126.	Ich werde das in dieser Rotation erworbene Fachwissen, die Fertigkeiten und Methoden gut für meine weitere Weiterbildung brauchen können.	☐	☐	☐	☐	☐	☐

Teil H   Gesamtbeurteilung der Rotation

	ungenügend	mangelhaft	befriedigend	gut	sehr gut	ausgezeichnet
Gesamtnote für die Rotation						

Zum Abschluss geht es uns noch einmal konkret um Ihre ganz persönliche Rückmeldung, denn Fragen zum Ankreuzen erfassen in der Regel nicht das gesamte Meinungsspektrum. Bitte nutzen Sie also den Raum auf dieser Seite (und ggf. weitere Blätter) für Ihre weiteren Anmerkungen und konkreten Verbesserungsvorschläge.

128.	Was war an dieser Rotation besonders positiv?	• Einführung Narkoseverfahren; Übernahme von Narkosen • Regionalverfahren
129.	Was sollte beibehalten werden, und warum?	• Teaching!
130.	Was fanden Sie an dieser Rotation nicht gut, was würden Sie verbessern, welche Vorschläge haben Sie dazu?	• gerne mehr ZVK / Spinale • mehr Zeit zum Lernen; Gerinnungssystem
129.	Was sollte beibehalten werden, und warum?	

36 Anästhesieführerschein

DGAI-8-Stufenplan

nach W. Weißauer u. H.W. Opderbecke

Name: _____

| Stempel der Einrichtung 1 |
| Stempel der Einrichtung 2 |
| Stempel der Einrichtung 3 |

Stufe 1

Reines Zuschauen beim Ablauf eines Anästhesieverfahrens, d. h. ein „Mitlaufen" neben einem erfahrenen Anästhesisten während des täglichen Routine-OP-Programms. Hierbei besteht die Gelegenheit zu wechselseitigen Fragestellungen und Erklärungen.

Stufe 1 erreicht:

Datum		Stempel
OA-Name		
Unterschrift		

Stufe 2

Einüben einiger Verrichtungen unter unmittelbarer persönlicher Anleitungen und Beaufsichtigung durch den lehrenden Arzt (Anlage der Infusion, Überprüfen des Narkosegerätes, Intubation, manuelle Beatmung, Einstellen des Respirators, Extubation u. a.).

Stufe 2 erreicht:

Datum		Stempel
OA- Name		
Unterschrift		

Stufe 3

Zusammenhängende Durchführungen eines Anästhesieverfahrens unter ununterbrochener persönlicher Anleitung und Beaufsichtigung durch einen erfahrenden Anästhesisten.

Stufe 3 erreicht:

Datum		Stempel
OA- Name		
Unterschrift		

Stufe 4

Selbstständige Übernahme bestimmter Phasen eines Anästhesieverfahrens in unkomplizierten Fällen mit der Möglichkeit, bei Komplikationen und in Zweifelsfragen jederzeit auf einen in Rufweite (Piepser) befindlichen, erfahrenen Kollegen zurückgreifen zu können (z. B. Narkoseein- und -ausleitung noch unter unmittelbarer Aufsicht; selbstständige Überwachung der Narkose in Phasen stabiler Kreislaufverhältnisse und kontrollierter Beatmung).

Stufe 4 erreicht:

Datum	Stempel
OA- Name	
Unterschrift	

Stufe 5:

Selbständige Durchführung unkomplizierter Anästhesieverfahren mit der Möglichkeit des sofortigen Rückgriffs auf einen erfahrenen, im benachbarten Operationssaal befindlichen Kollegen.

Stufe 5 erreicht:

Datum	Stempel
OA- Name	
Unterschrift	

Stufe 6:

Selbstständige Durchführung von Anästhesieverfahren mit allmählich ansteigendem Schwierigkeitsgrad mit der Möglichkeit des sofortigen Rückgriffs auf einen erfahrenen, im benachbarten Operationssaal befindlichen Anästhesisten (Piepser).

Stufe 6 erreicht:

Datum	Stempel
OA- Name	
Unterschrift	

Stufe 7:

Selbstständige Durchführung der im Routine-OP-Programm anfallenden Anästhesieverfahren mit Ausnahme spezieller Risikofälle mit der Möglichkeit, auf den im Haus befindlichen Chef- oder Oberarzt zurückzugreifen.

Stufe 7 erreicht:

Datum	Stempel
OA- Name	
Unterschrift	

Stufe 8:

Einteilung in den Bereitschaftsdienst (Facharztdienst) mit der Möglichkeit, auf den außerhalb des Hauses in Rufbereitschaft befindlichen Chef- oder Oberarzt zurückzugreifen.

Stufe 8 erreicht:

Datum	Stempel
OA-Name	
Unterschrift	

37 Inhalte der Weiterbildung gemäß den Allgemeinen Bestimmungen der MWBO*

Unter Berücksichtigung gebietsspezifischer Ausprägungen beinhaltet die Weiterbildung auch den Erwerb von Kenntnissen, Erfahrungen und Fertigkeiten in	Bemerkungen des/ der Weiterbildungs- befugten**	Kenntnisse, Erfahrungen und Fertigkeiten erworben Datum/Unterschrift des WB-Befugten
ethischen, wissenschaftlichen und rechtlichen Grundlagen ärztlichen Handelns		
der ärztlichen Begutachtung		
den Maßnahmen der Qualitätssicherung und des Qualitätsmanagements		
der ärztlichen Gesprächsführung einschließlich der Beratung von Angehörigen		
psychosomatischen Grundlagen		
der interdisziplinären Zusammenarbeit		
der Ätiologie, Pathophysiologie und Pathogenese von Krankheiten		
der Aufklärung und der Befunddokumentation		
labortechnisch gestützten Nachweisverfahren mit visueller oder apparativer Auswertung (Basislabor)		
medizinischen Notfallsituationen		
den Grundlagen der Pharmakotherapie einschließlich der Wechselwirkungen der Arzneimittel und des Arzneimittelmissbrauchs		
der allgemeinen Schmerztherapie		
der interdisziplinären Indikationsstellung zur weiterführenden Diagnostik einschließlich der Differenzialindikation und Interpretation radiologischer Befunde im Zusammenhang mit gebietsbezogenen Fragestellungen		
der Betreuung von Schwerstkranken und Sterbenden		
den psychosozialen, umweltbedingten und interkulturellen Einflüssen auf die Gesundheit		
gesundheitsökonomischen Auswirkungen ärztlichen Handelns		
den Strukturen des Gesundheitswesens		

---

* (Muster-)Richtlinien über den Inhalt der Weiterbildung gemäß Beschluss des Vorstandes der Bundesärztekammer vom 30.04.2004
Die Angabe „BK" (Basiskompetenz) in der Spalte „Richtzahl" bedeutet, dass der Erwerb von Kenntnissen, Fertigkeiten und Erfahrungen gefordert ist, ohne dass hierfür eine festgelegte Mindestzahl nachgewiesen werden muss.
Richtlinien MWBO 2003 – Stand: 30.04.2004
** ggf. weitere Bemerkungen des/der Weiterbildungsbefugten: Richtlinien MWBO 2003 – Stand: 30.04.2004

1. Anästhesiologie

Weiterbildungsinhalte Kenntnisse, Erfahrungen und Fertigkeiten in	Bemerkungen des/ der Weiterbildungs- befugten**	Kenntnisse, Erfahrungen und Fertigkeiten erworben Datum/Unterschrift des WB-Befugten
den Inhalten der Weiterbildung gemäß den Allgemeinen Bestimmungen der MWBO (s. S. 122)		
den Anästhesieverfahren		
der Beurteilung perioperativer Risiken		
Maßnahmen der perioperativen Intensivmedizin		
der Behandlung akuter Störungen der Vitalfunktionen, einschließlich Beatmungsverfahren und notfallmäßiger Schrittmacheranwendung		
notfallmedizinischen Maßnahmen		
der Betreuung palliativmedizinisch zu versorgender Patienten		
der Infusions- und Hämotherapie einschließlich parenteraler Ernährung		
der gebietsbezogenen Arzneimitteltherapie einschließlich der perioperativen Medikation		
psychogenen Symptomen, somatopsychischen Reaktionen und psychosozialen Zusammenhängen		
der Indikationsstellung, sachgerechten Probengewinnung und -behandlung für Laboruntersuchungen und Einordnung der Ergebnisse in das Krankheitsbild		

** ggf. weitere Bemerkungen des/der Weiterbildungsbefugten: Richtlinien MWBO 2003 – Stand: 30.04.2004

38 Dokumentation von Weiterbildungs-veranstaltungen (intern)

Advanced cardiac life support (ACLS), jährliches Training

Weiterbildungsinhalt/Ort der Veranstaltung	Datum	Ausbilder (Name, Stempel, Unterschrift)
ACLS Instruktor	30.10.22	DRK Mannheim

Airway management

Weiterbildungsinhalt/Ort der Veranstaltung	Datum	Ausbilder (Name, Stempel, Unterschrift)

Praktische Anatomische Demonstrationen

Weiterbildungsinhalt/ Ort der Veranstaltung	Datum	Ausbilder (Name, Stempel, Unterschrift)

Sonstige interne Fortbildungen

Weiterbildungsinhalt/Ort der Veranstaltung	Datum	Ausbilder (Name, Stempel, Unterschrift)

39 Fortbildungsnachweis

Thema/Ort der Veranstaltung	Veranstalter (Name/Stempel)	Fortbildungspunkte (falls vergeben)

Jahresnachweise über Montagsfortbildungen hier einfügen.

40 Performance Charts

Die folgenden Performance Charts erlauben Ihnen, die Entwicklung Ihrer anästhesiologisch handwerklichen Fertigkeiten über die Zeit zu verfolgen. Für die Schlüsselfertigkeiten endotracheale Intubation, zentralvenöse und die arterielle Gefäßpunktion, Spinal- und Epiduralanästhesie sowie für die axilläre Plexusblockade, die Bestandteil der anästhesiologischen Weiterbildung sind, finden Sie im Anschluss Performance Charts (Schüpfer, Anaesthesist, 2003). Dabei orientiert sich jedes Chart am jeweiligen Gesamt-Outcome, d. h. eine technisch einwandfrei durchgeführte Punktion zur Spinalanästhesie, die aber für die Operation keine ausreichende Analgesie bietet, wird als nicht erfolgreich gewertet.

Das Beispielchart (s. unten) zeigt, wie Sie Ihre persönlicher Erfolgskurve eintragen können. Die Versuche 2, 7, 10, 13 usw. (Pfeile) waren erfolgreich → Linie steigt um 1. Bei Misserfolg wird die Linie auf gleicher Höhe um einen Versuch verlängert. Der bereits eingetragene Korridor zeigt die mittlere Performance (± 15 %) an. In der unteren Zeile der jeweiligen Charts sind die durchschnittlichen relativen Erfolgsraten für die jeweiligen Verfahren in Abhängigkeit von der Übung aufgetragen.

Da die unterschiedlichen Verfahren verschiedene Schwierigkeitsgrade aufweisen (auch abhängig vom gewählten Zugangsweg oder der Zusatzmethodik, z. B. Sonografie etc.) sind zum Erreichen akzeptabler Erfolgsraten entsprechend unterschiedliche Fallzahlen erforderlich (Case Load). Abhängig vom Autor werden 60 bis 110 endotracheale Intubationen für eine 85- bis 90 %ige Erfolgsrate, 40 bis 60 zentralvenöse Punktionen (60 % Erfolg), 60 arterielle Gefäßpunktionen (90 % Erfolg), 45 bis 70 Spinalanästhesien (90 % Erfolg), 80 bis 110 Epiduralanästhesien (80–95 % Erfolg), 110 axilläre Plexusblockaden mit Nervenstimulator (90 % Erfolg) kalkuliert. 79 periphere Venenkanülierungen ergeben eine Erfolgsrate von 80 % und nach 10 Maskenbeatmungen ergibt sich eine Erfolgsrate hierfür von 50 %. Nach initial schnellem Anstieg der Erfolgsraten flachen diese üblicherweise zunehmend ab und können auch wieder abfallen. Dieses Phänomen ist im Verlauf zumeist der Selektion zunehmend schwierigerer Patienten geschuldet. Ihre persönliche Momentanerfolgsrate können Sie anhand der Anzahl erfolgreicher Prozeduren bei den letzten 10 Versuchen bestimmen.

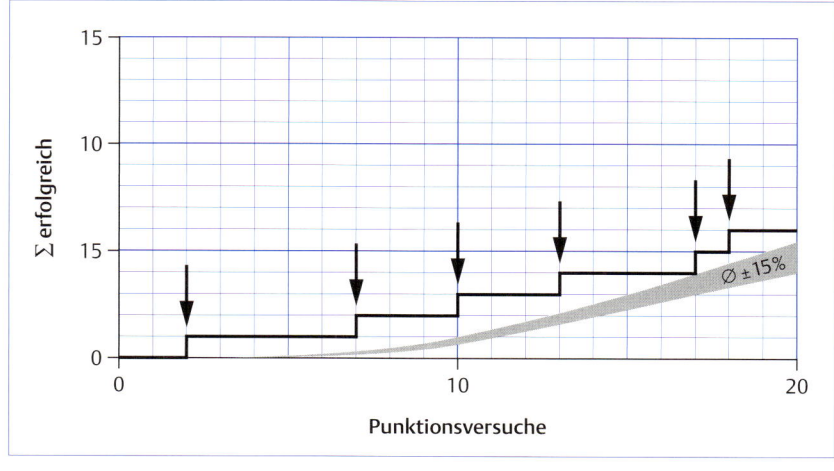

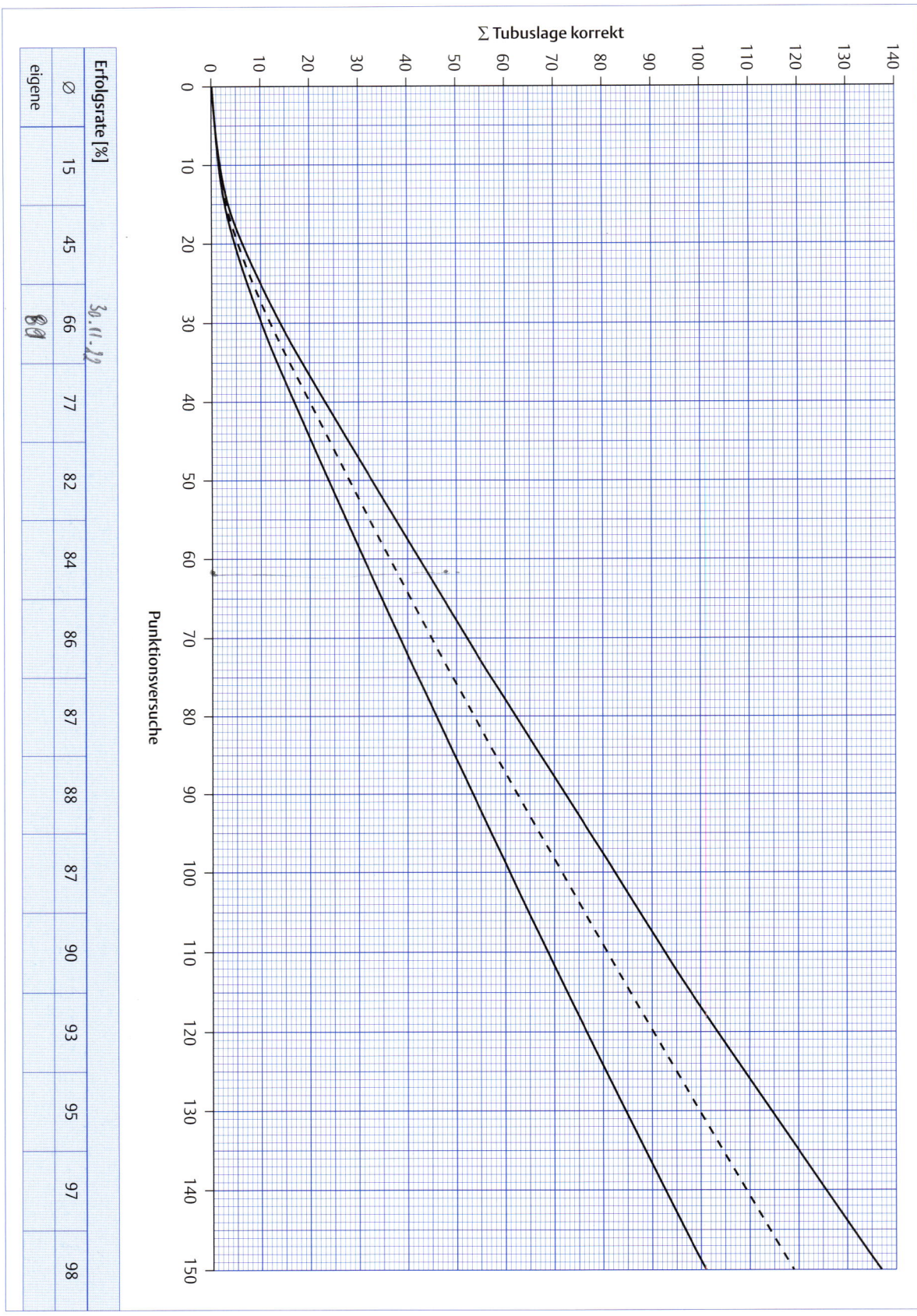

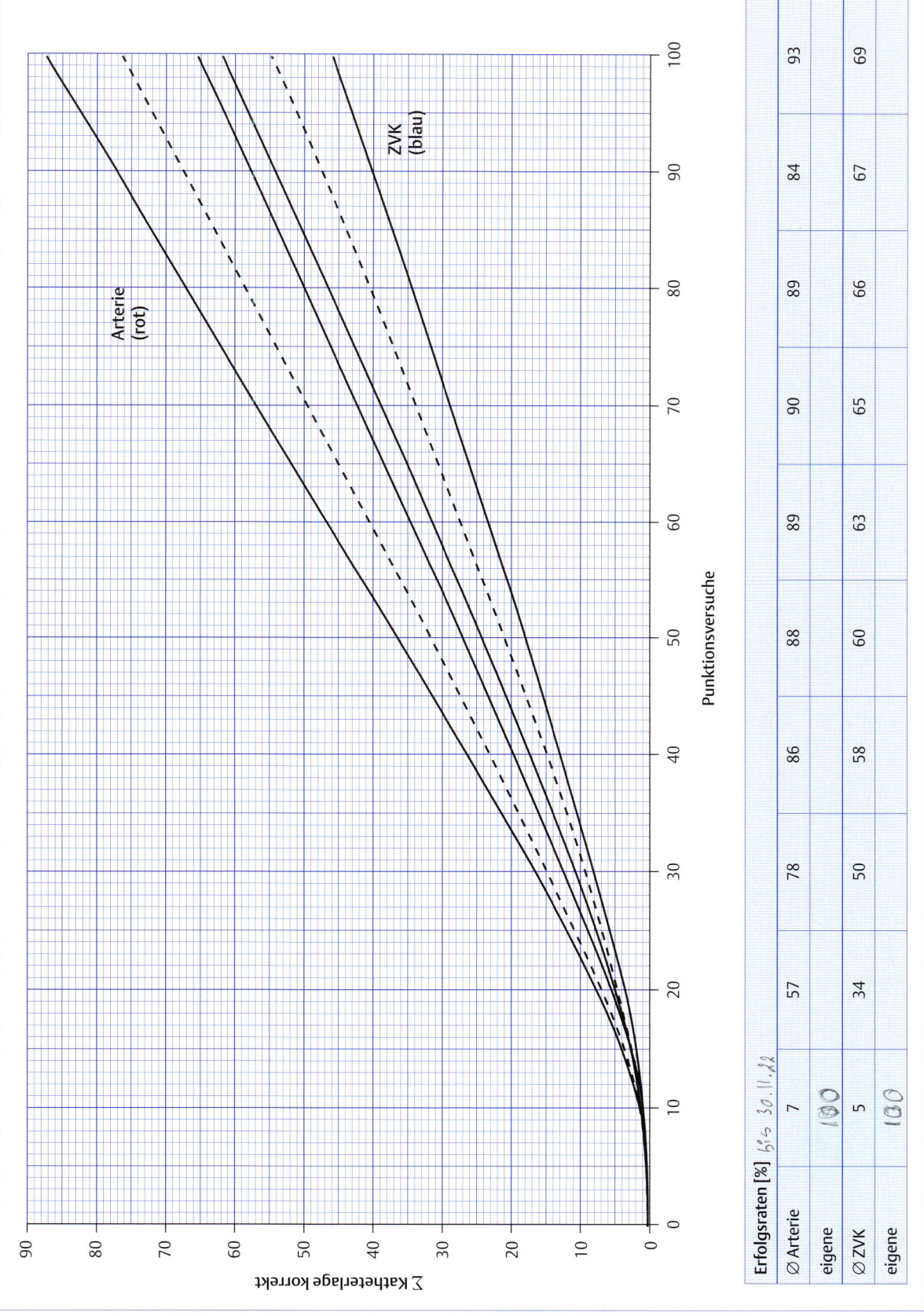

Erfolgsraten [%]	bis 30.11.22		57	78	86	88	89	89	90	89	84	93
Ø Arterie		7	57	78	86	88	89	89	90	89	84	93
eigene		100										
Ø ZVK		5	34	50	58	60	63	65	66	67	69
eigene		100										

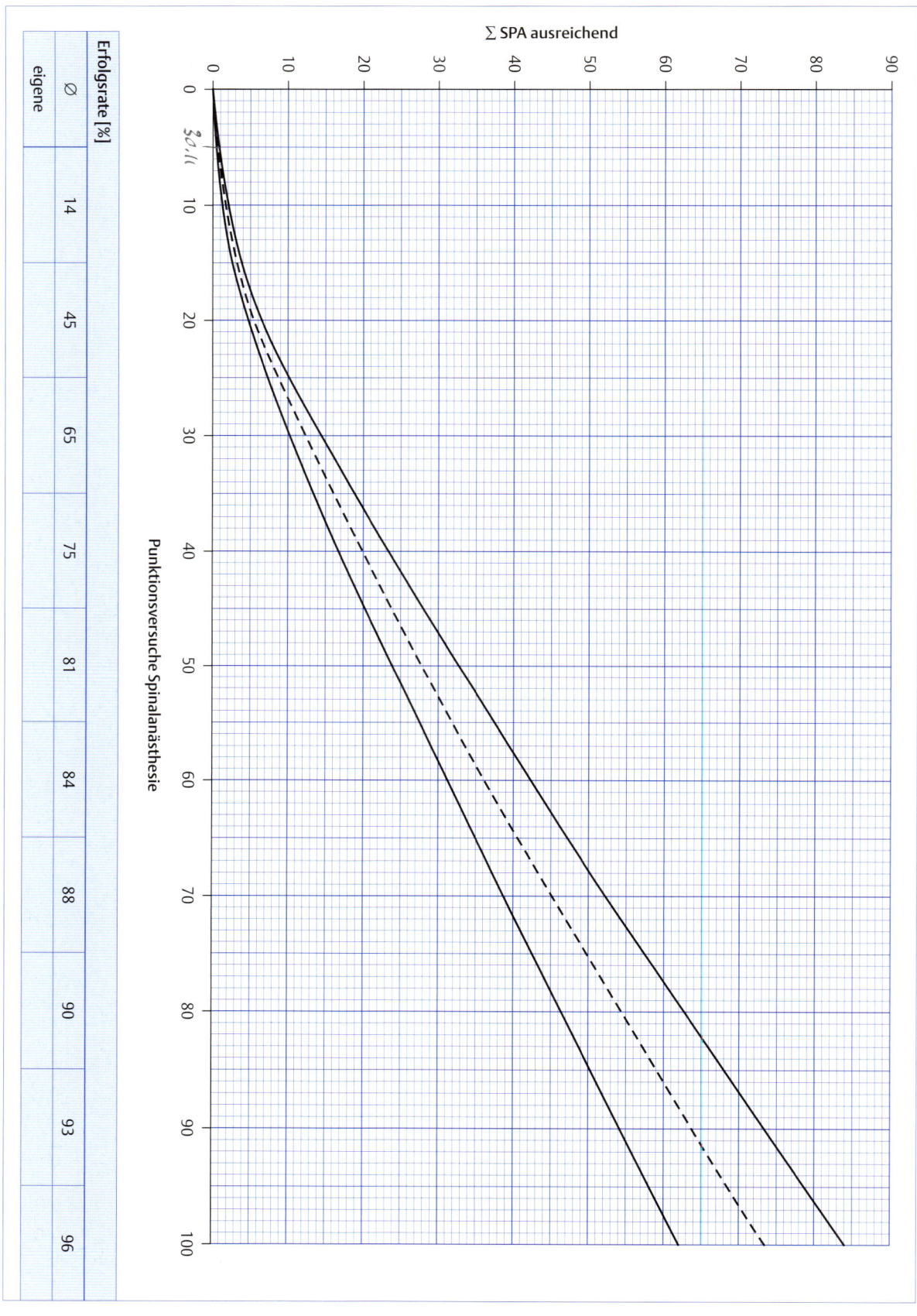

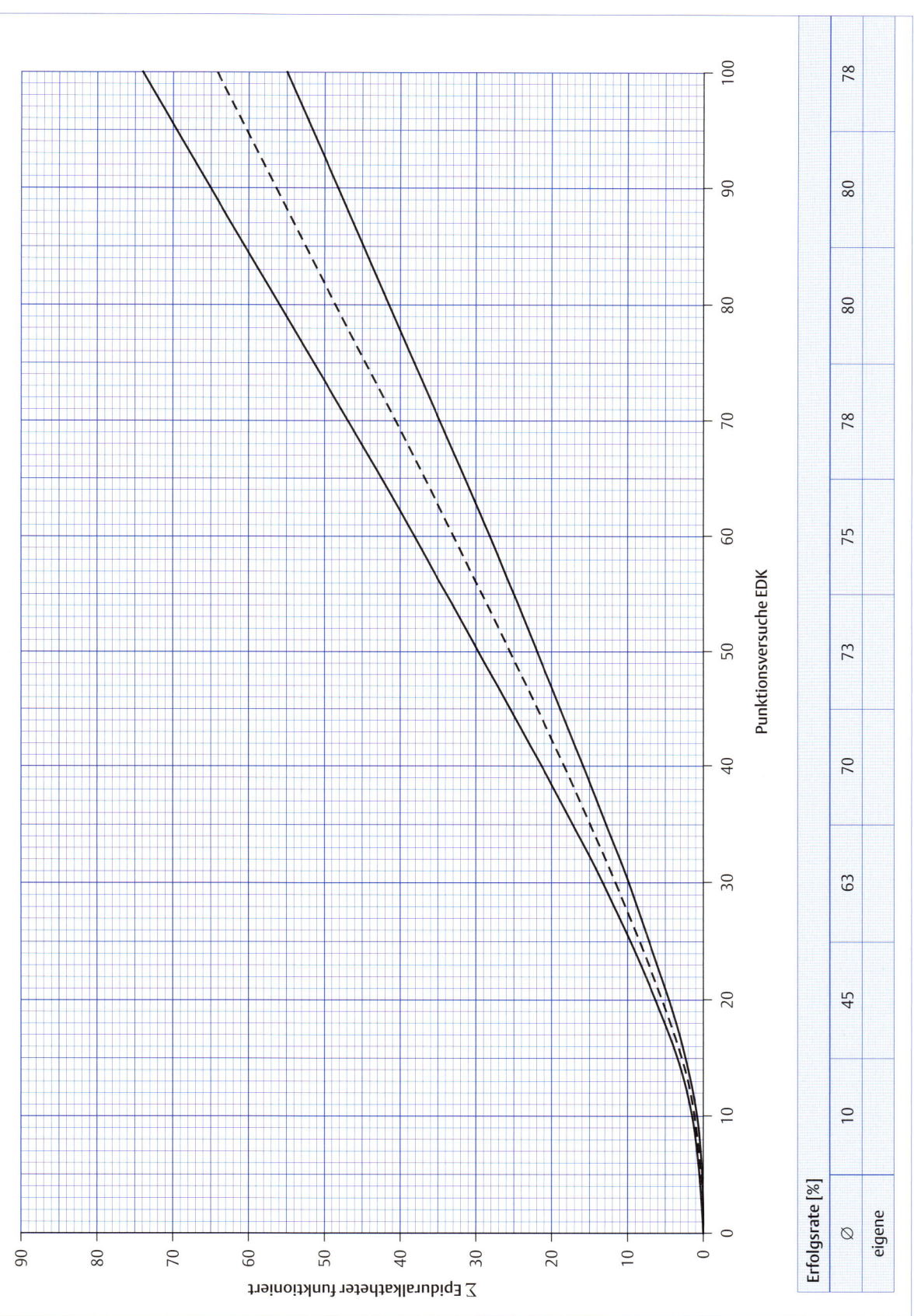

Punktionsversuche EDK

∑ Epiduralkatheter funktioniert

Erfolgsrate [%]									
∅	10	45	63	70	73	75	78	80	80
eigene									

78

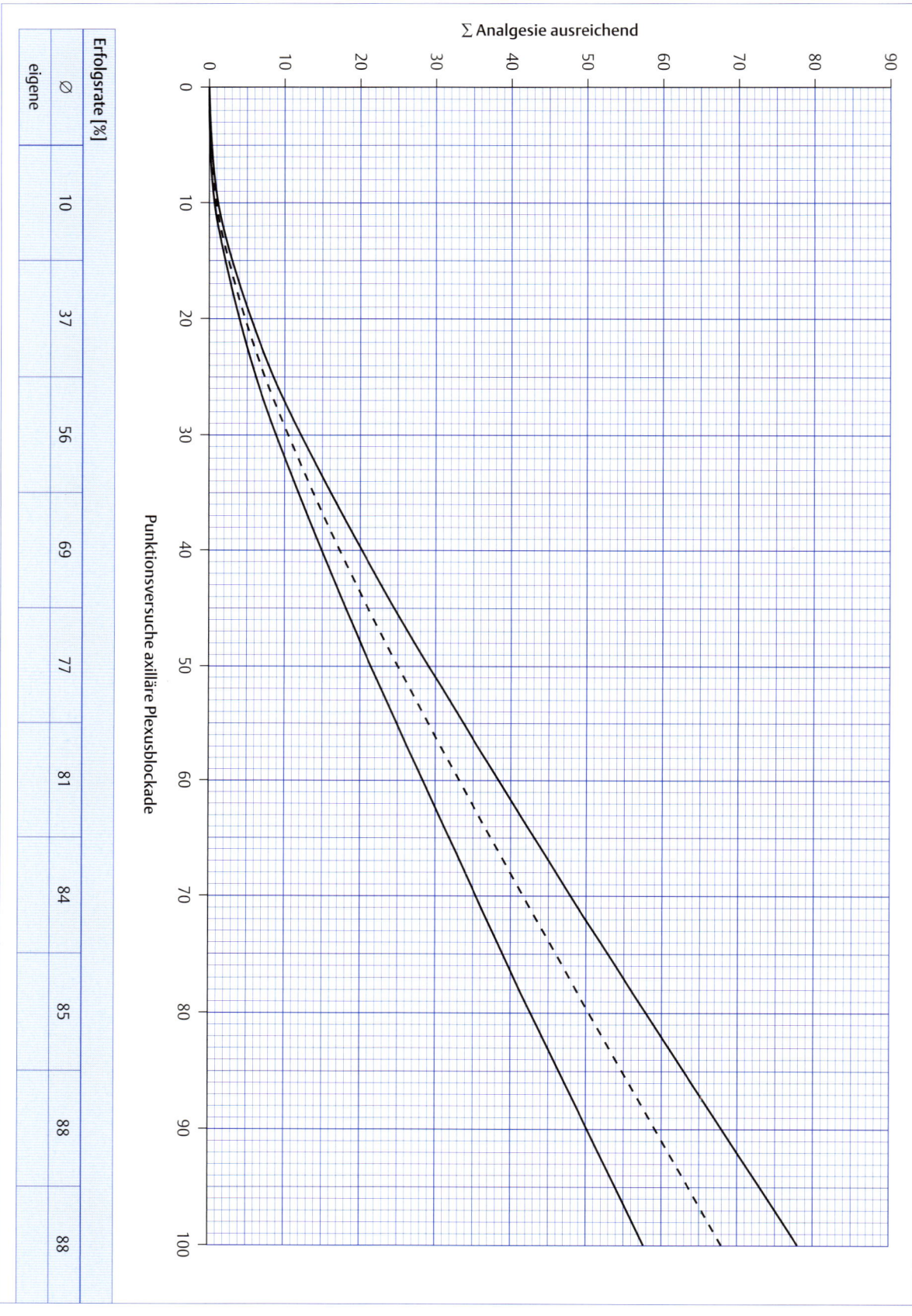

Σ Analgesie ausreichend

Punktionsversuche axilläre Plexusblockade

Erfolgsrate [%]										
∅	10	37	56	69	77	81	84	85	88	88
eigene										

Danksagung

Die Autoren danken allen Mitarbeiterinnen und Mitarbeitern der Klinik für Anästhesiologie und Intensivmedizin des Universitätsklinikums Dresden für ihre Anregungen zu diesem Curriculum sowie die offene und motivierte Teilnahme am Weiterbildungsprogramm, die für die erfolgreiche Umsetzung essenziell ist. Besonderer Dank gilt den Oberärzten und Bereichsleitern PD Dr. J.U. Bleyl, Dr. S. Horter, PD Dr. M. Hübler D.E.A.A., Dr. Rotraud Krüger, Dr. K.A. Langer, Dr. Sabine Michel, Dr. Anne Osmers D.E.A.A., PD Dr. M. Ragaller und PD Dr. H.J. Theilen sowie Dr. Susanne Heller für ihre kompetente und konstruktive Kritik, die in dieses Curriculum eingeflossen ist. Für ihre Unterstützung bei der Manuskripterstellung danken wir Frau Petra Seyfert.

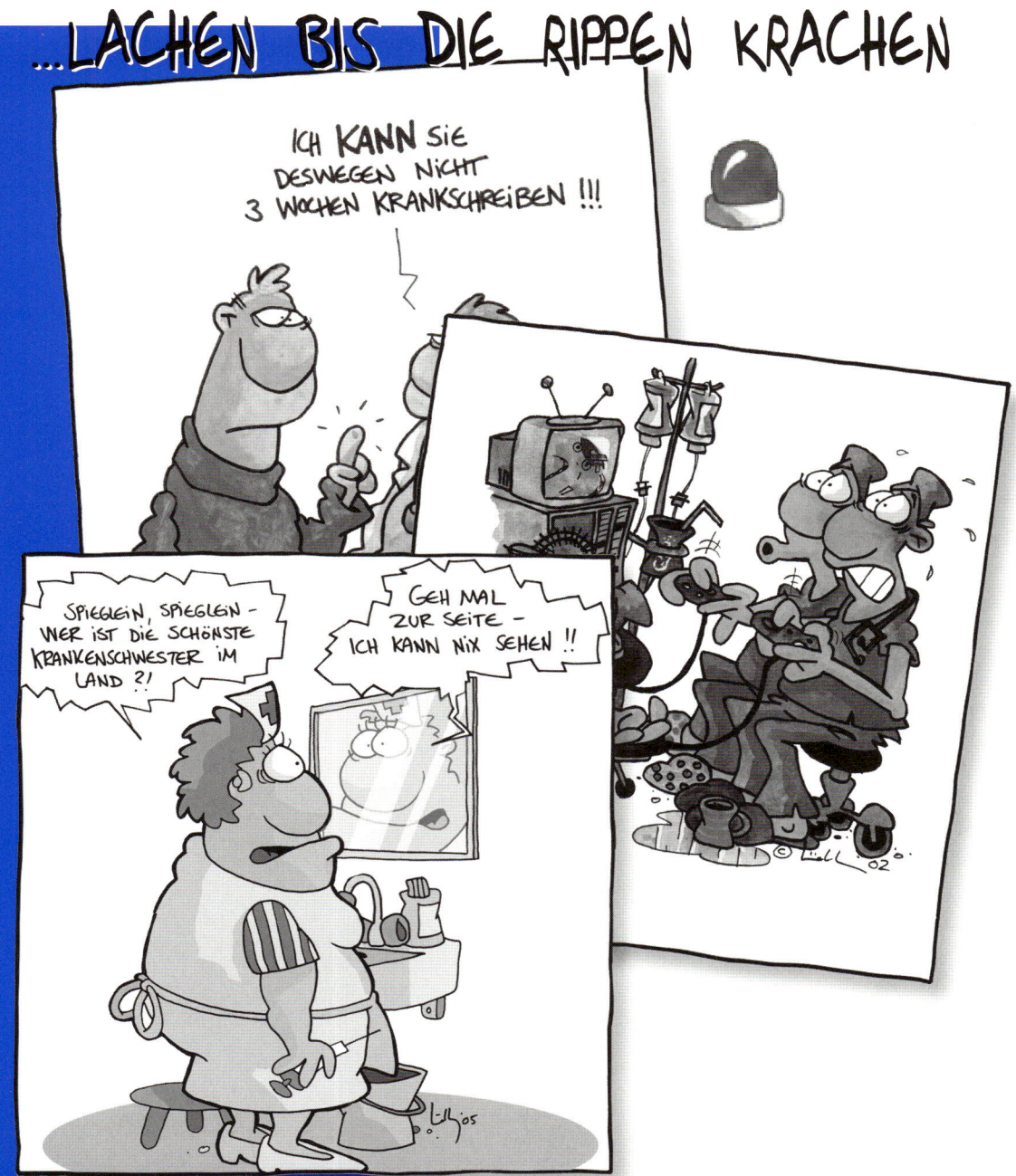

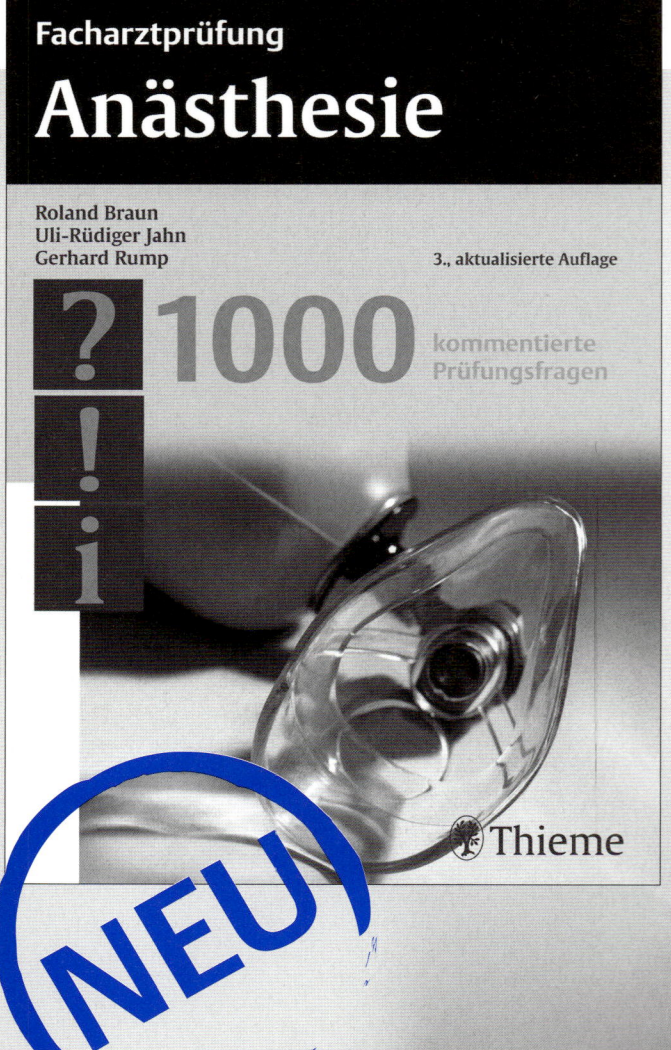